铁路职工
健康知识读本

《铁路职工健康知识读本》编委会 编

中国铁道出版社
CHINA RAILWAY PUBLISHING HOUSE

图书在版编目（CIP）数据

铁路职工健康知识读本/《铁路职工健康知识读本》编委会编. —北京：中国铁道出版社，2015.9（2017.6重印）
 ISBN 978-7-113-20713-7

Ⅰ.①铁… Ⅱ.①铁… Ⅲ.①保健—基本知识 Ⅳ.①R161

中国版本图书馆CIP数据核字（2015）第160904号

书　名：	铁路职工健康知识读本	
作　者：	《铁路职工健康知识读本》编委会　编	

责任编辑：罗桂英　郑媛媛　　　　　　电话：010-51873698
封面设计：郑春鹏
责任印制：郭向伟

出　　版：中国铁道出版社（100054，北京市西城区右安门西街8号）
发　　行：中国铁道出版社
网　　址：http://www.tdpress.com
印　　刷：三河市华业印务有限公司
版　　次：2015年9月第1版　2017年6月第6次印刷
开　　本：880 mm×1 230 mm　1/32　印张：8.125　字数：172千
书　　号：ISBN 978-7-113-20713-7
定　　价：26.00元

版权所有　侵权必究

凡购买铁道版的图书，如有印制质量问题，请与本社读者服务部调换。
电话：（010）51873174
打击盗版举报电话：（010）51873659

《铁路职工健康知识读本》编委会

编委会主任： 张海英　罗桂英

编委会副主任： 李　毅

编写人员： 吴　静　张海英　刘　航　贾凯英　王　征
　　　　　　于丹英　孔令华　刘　军　王建华　王金花
　　　　　　石　伟　宋小龙　李金良　曾庆伟　张　瑶
　　　　　　黄文利　黄一山　张福胜　李　靖　陈世怀

写在前面的话

职工健康关系着运输安全、社会和谐与家庭幸福,是铁路企业一项长期而艰巨的任务,也是全路干部职工的美好愿望和共同企盼。2015年新年伊始,中国铁路总公司从关心关爱职工生活出发,印发了《关于实施职工健康行动计划的意见》,召开动员部署电视电话会议,面对铁路改革发展的新形势、新要求,通过实施职工健康行动计划,让200多万铁路职工以健康的体魄、愉悦的心情快乐的工作,迎接全面小康社会的到来!

多年来,总公司党组把关心职工生活、维护职工利益作为重要任务,全面落实职工生活规划,不断提高职工物质文化生活水平。稳步提高职工工资水平,规范推进职工保障性住房建设,全面深化和拓展"三线"建设,积极推进异地职工通勤、职业病防控、带薪休假等措施,组织开展职工健康休养,切实维护职工利益,让职工共享铁路改革与发展成果。

但是，由于生态环境变化、生活节奏加快、精神压力的加大、饮食结构变化等客观因素的影响，使慢性病危害日趋严重，高血脂、高血压、肥胖等患病职工人数增多，直接影响着职工健康和运输安全。

据不完全统计：2014年全路因心脑血管意外，造成职工在岗因病突发死亡人数，较往年有所增长。主要集中在机务、工务、车务等行车主要工种，多发生在冬夏两季和45岁以上、患有基础病的一线职工之中。

针对这一情况，总公司党组非常重视，盛光祖总经理多次做出重要批示，要求总公司有关部门，组织深入调研，查找薄弱环节，采取针对性措施，切实抓好职工健康管理和劳动安全工作。同时，要求不断完善生产生活设施，加强职工生活管理，加强铁路企业文化建设，不断提升职工文化和生活水平，确保职工身心健康。

为落实盛总经理的重要批示要求，总公司决定：启动职工健康行动计划，以"健康体检、健康宣传、健康维护"为主要内容，充分发挥既有的资源作用，突出针对性的防治措施，推行健康生活方式，开展健康干预与疏导，改善职工生产生活环境，利用3年左右时间，建立完善的职工健康保障体系，普惠每一位铁路职工，全面提高职工的健康水平。

一、推行职工健康行动计划的重大意义

习近平总书记指出：人民对美好生活的向往，就是我们的奋斗目标。职工健康关系着运输安全、社会和谐与家庭幸福，既是人民群众的迫切愿望，也是铁路企业的社会责任。推行职工健康行动计划是总公司党组践行党的群众路线，切实关爱职工的又一个重大

举措。重要意义体现在三个方面。

（1）推行职工健康行动计划是总公司党组关心关爱职工的具体体现。生产生活环境与职工身心健康密切相关，只有不断提升职工生活质量，保证职工身心健康，才能提高职工的幸福指数，才能增强企业的凝聚力。推行职工健康行动计划，就是要体现企业对每一位职工的关心关怀，让每位职工参加健康体检，掌握健康知识，得到健康服务，为职工办好事、办实事，使职工有"家"的感觉，感受到企业人文关怀，感受到"主人翁"的地位，从而焕发出职工的劳动热情，激发职工的内在潜能，全身心投入铁路的改革发展之中。

（2）推行职工健康行动计划是铁路运输安全的重要保障。当前，机务、车辆、工务作为铁路行车的主要工种，也是职工慢性病患病率和在岗因病死亡率的多发系统。面对铁路全天候、夜班倒班、跨区域流动和安全风险压力大，节假日工作繁忙等特点，职工的身心健康对于确保铁路运输安全就成了重要影响因素。开展职工健康行动，重点是通过及时发现职工健康隐患，及时防止职业禁忌症，及时修复与维护劳动力，使职工保持身心健康，在岗位上保持旺盛的工作精力、充沛的健康体魄。这是运输安全的重要基础，也是运输安全的重要保障。

（3）推行职工健康行动计划是保障职工健康的有效手段。体检资料分析显示，铁路职工健康状况不容乐观，职工健康意识和防病能力不强，体检后的健康管理相对滞后。以往，各单位组织职工体检后，把资料反馈给本人，很多职工看不懂，不重视，也没有预防，既使职工患病且处于危险的时候，也不清楚，而发生岗位上猝死的职工，基本都是原有患病危险的。在这种情况下，单位也没有进行健康干预。开展职工健康行动，就是要充分利用铁路现有的卫生资源，规范、完善、创新防治措施，通过系统组织、集中推进、全面落实，加大工作推进力度，掌握职工健康特点和发展规律，加强职工健康管理，特别是体检后的健康管理，全面推广职工健康生活方式，打造职工健康服务的新模式，切实增强职工健康素质。

二、认真贯彻落实职工健康行动计划的主要任务

职工健康行动计划是新时期促进铁路企业发展的重要措施，是今后一个时期铁路卫生工作的中心任务。全路各单位要紧密围绕"三个健康"，统筹组织落实好职工健康行动计划，重点要抓好以下八项工作。

第一，规范健康体检工作。要注重提高健康体检质量，规范体检组织工作，确保职工健康体检兑现率。一是要制订体检计划，按照年龄分类，以1至3年为周期，集中组织职工进行健康体检。二是要调整体检项目和频次，增加行车人员颈腰椎病、胃病等检测指标和慢性病患病职工的检测频次。要特别强调不能搞大一统的、一个标准的体检，要针对不同行车岗位进行调整，如火车司机患颈腰椎病、列车员患胃病的较多，应调整增加这些体检指标，体现体检项目的针对性。三是避免重复和过度体检，要合理安排职工健康体检和从事职业病危害人员、餐饮人员、机车乘务员从业体检，提高管理效率。体检不是越多越好，一年体检几次没有必要，要看是什么岗位，是否患有慢性病。要办规范健康体检这件好事，就必须具有更强的针对性，并有实际效果。

第二，建立职工健康档案。各单位要规范体检机构管理，建立信息管理和科学评估制度。体检机构要认真做好职工健康评价，编制职工健康体检电子信息，提供职工健康体检评价报告和健康处方，使每一位职工掌握自己的健康状况。这一点，好多单位已经做到了。关键是铁路疾控所要全面收集汇总职工健康体检资料，建立职工健康信息档案，做到一人一档，组织开展基层站段与职工健康信息评估，动态管理职工健康工作。体检资料是掌握职工健康状况最有效的信息，可以发现职工要注意、要提醒、要介入、要疏导的健康管理内容，所以，这是各单位下一步推进落实的重点工作。

第三，有针对性地开展健康宣传。要加大宣传力度，营造健康宣传氛围，编制健康科普资料，增强职工防病意识，提高健康知识知晓率。要面向基层职工，突出针对性，突出慢性病防治，体现"应知应会"。宣传内容要通俗易懂，使职工准确掌握防病方法。宣传形式要喜闻乐见，利用各种有效的传媒方式，传播健康知识。宣传重点是一线职工，有的单位、车间在食堂旁边张贴宣传资料或板报，介绍本单位职工健康状况与特点，以及常见疾病的预防知识，让大家吃饭前看一看，解决职工健康重视不够、信息来源不多的问题，这种方式很好，要特别突出对一线职工的健康宣传。

第四，做好重点人群筛查。由劳卫部门牵头，根据体检资料组织一次筛查，确定高血脂、高血压、高血糖等重点人群，并开展重点人群防治与随访观查，建立健康预警与告知制度，消除职工紧张压力。对患有严重职业禁忌症人员，要及时调整岗位。

有的行车一线职工，患病不适宜岗位工作的，从关心关爱职工的角度，各单位要掌握信息，及时帮助职工调整岗位，并劝导职工及时就医，使之掌握院前自救技能，防止在岗因病死亡现象的发生。

第五，开展职工心理疏导。铁路疾控所要发挥业务技术优势，运用现代医学心理学理论与方法，研究铁路职工健康心理状态。现在全路30个疾控所已经有不少的心理咨询师。要培养铁路健康管理心理咨询师，开设心理咨询室，疾控所要定期开展站段职工心理咨询，组织心理健康疏导，开展职工睡眠调理，推广心理减压技术，推行营养与运动处方，维护职工身心健康。

第六，开展慢性疾病防治。针对慢性病高发和可防可控特点，要强化45岁以上在职职工慢性病防治，以"心脑血管、糖尿病、肿瘤"为防治重点，做好颈腰椎病、胃病防护工作，提倡"合理膳食、适当运动、戒烟限酒、心理平衡"的健康生活方式，控制血压、血脂、血糖、体重，做好慢性病诊疗引导，降低慢性病危害。

第七，继续抓好健康休养。健康休养工作已经开展了很多年，要深入持久地开展职工健康休养工作，要将健康休养纳入职工健康行动计划，不断改善健康休养条件，做到集中组织、规范管理、安全有序。总公司党组决定把北京安定干校培训中心作为全路健康休养基地之一，接待外局休养职工到北京进行健康休养，许多一线职工没有机会来首都，可以通过这次机会在首都安排健康休养。

第八，改善职工生产生活环境。要完善生产生活设施，加强职工生活管理，建设铁路企业文化，特别是新开通运营线路，由于前几年的设计缺项,原来的生产生活设施还不完善,要抓紧补充完善。工会组织要结合"三线"建设,改善工区宿舍、餐饮、洗浴、厕所卫生环境,在职工间休室配置健身与身心疏导设备,完善班组小药箱建设和应急救治服务,组织健身活动,增强职工体质。

三、积极稳妥推进职工健康行动计划

开展职工健康行动计划,关键是在广泛调研、掌握情况的基础上,采取有针对性的措施,统筹组织,有序推进,使之成为职工的自觉行动,从根本上实现防治目标。

第一,要加强组织领导。总公司卫生保障领导小组统筹管理职工健康工作。劳卫部牵头负责,工会组织要抓好"三线"建设,改善职工生活环境;运输部门要指导做好行车人员的健康保障,改善职工生产环境;财务部门要合理安排资金;社保部门要做好医疗费用协调工作;宣传部门负责健康宣传引导,营造宣传氛围。各单位分管领导要亲自抓,要指定专门部门抓好推进工作。

第二,要全力组织推进。从现在开始,利用三年时间、分四个阶段,落实有针对性的防治措施。具体而言,前期准备阶段(2015年1季度),各单位研究部署和全面启动职工健康行动计划;实施完善阶段(2015年2至4季度),要逐步完善和全面落实各项健康管理措施;考核验收阶段(至2015年底),总公司将组织督导检查,指导推进工作;规范管理阶段(2016年至2017年),完善职工健康管理工作,开展示范建设,促进职工参加保健活动,养成健康生活方式,提高自我保健意识。当前,重点是抓好2015年各项工作的贯彻落实,初步形成职工健康管理的工作

模式,切实改善职工健康保障水平。

第三,要注重专群结合。职工健康管理涉及广大职工的切身利益,要广泛动员职工,使职工积极主动参与,切实增强防病意识,自觉掌握防病知识,养成健康生活方式。铁路卫生部门要将职工健康管理放在首位,调整职责任务,指导站段做好职工健康管理配合工作;要重点加强体检后的健康管理与健康干预,切实承担起职工健康保障的历史责任。目前,全路有30个疾控所,主要职责就包括铁路职工的健康管理,疾控所要把职工健康管理作为重中之重的一项工作,作为事业发展的一个重要支柱,在服务职工健康中展示良好的工作作为。

第四,要统筹利用既有资源。推进职工健康行动计划,需要必要的资金支持,比如,建立职工健康信息档案的软件开发费用,要予以保障。但各单位决不能借机盲目增加各种费用支出,主要是挖掘内部潜力,用好既有资源,尤其要发挥铁路疾控所等既有资源作用。要合理安排体检周期,优选针对性体检项目,避免过度、重复体检。

第五,要加强质量考核。各单位要把职工健康管理摆在重要位置,纳入工作内容。要建立评估机制,突出防治效果,重点考核各单位职工体检的兑现率,评价体检组织情况;考核职工的健康知识知晓率,检查健康宣传效果;考核职工的职业禁忌症调整率,掌握职工健康干预情况;考核因病在岗死亡降低率,评估行动计划的防治效果。此外,还要考核职工健康休养、生产生活设施改善等情况。通过考核验收,起到总结、整改与推进作用,努力实现职工健康保障目标。

目录

第一编　必知必懂的健康常识

什么是健康，健康的科学定义…………… 002
什么是亚健康，亚健康的常见症状……… 002
疾病的早期症状有哪些…………………… 004
饮水安全常识与如何使用饮水机………… 008
如何正确使用手机………………………… 009
如何避免电磁辐射………………………… 010
如何避免空调综合征……………………… 011
十种不良生活习惯………………………… 012
十类对人体有害的食品…………………… 014
如何健康轮休……………………………… 016
如何健康休养……………………………… 018
环境污染对健康的影响…………………… 018
知识链接　吸烟的危害与远离二手烟 …… 020

第二编　安全用药常识

什么是处方药和非处方药………………… 024

目录

怎样识别非处方药……………………… 024

打针输液一定比吃药好吗……………… 024

药品说明书包含的内容………………… 026

仔细了解药品的适应症………………… 026

什么是药品的"剂型"与"规格"…… 026

按次、按量用药………………………… 028

药品的"慎用"和"禁忌"…………… 028

药品说明书和医嘱不一致时,以什么
为准……………………………………… 029

了解抗生素……………………………… 030

抗菌药物的不良反应…………………… 030

使用抗菌药物可能遇到的问题………… 031

正确使用抗菌药物……………………… 033

正确使用维生素………………………… 034

知识链接 如何配置小药箱 …………… 036

目录

第三编　常见疾病的防治

防治四病、控制四高的主要内容与措施… 038

女性"四期"保健与妇科病的防治…… 042

高血压……………………………… 044

高血脂……………………………… 046

冠心病……………………………… 048

肥胖………………………………… 051

胃病………………………………… 052

传染性非典型肺炎………………… 056

肺结核……………………………… 058

脑卒中……………………………… 060

糖尿病……………………………… 062

脊椎病……………………………… 064

肿瘤………………………………… 066

艾滋病……………………………… 068

知识链接 脑卒中的早期识别与院前急救… 073

目录

第四编　铁路职业防护

职业病主要有哪些种类…………………… 076

常见职业危害因素有哪些………………… 079

在夏季高温酷热作业环境下如何
防护………………………………………… 082

在冬季低温寒冷作业环境下如何
防护………………………………………… 082

探伤人员如何防护………………………… 083

喷漆人员如何防护………………………… 084

接触酸碱溶液时如何防护………………… 084

接触粉尘时如何防护……………………… 085

接触苯、汽油、柴油等清洗液或溶剂时
如何防护…………………………………… 086

接触蓄电池时如何防护…………………… 086

高空作业禁忌……………………………… 088

知识链接　PM2.5 小知识 ………………… 089

第五编　突发伤病的救助方法

中暑如何处理……………………… 092

冻伤如何处理……………………… 093

烫伤与烧伤如何处理……………… 094

电击如何处理……………………… 095

休克如何处理……………………… 096

脑卒中如何处理…………………… 097

晕厥如何处理……………………… 098

急性腹泻如何处理………………… 099

急性酒精中毒如何处理…………… 100

眼部化学品灼伤如何处理………… 101

骨折如何处理……………………… 102

腰扭伤如何处理…………………… 103

割伤如何处理……………………… 104

刺激性气体中毒如何处理………… 104

燃气中毒如何处理………………… 106

目录

酒精中毒如何处理……………………… 106

汽油中毒如何处理……………………… 108

氨中毒如何处理………………………… 108

沼气中毒如何处理……………………… 109

硫化氢中毒如何处理…………………… 110

有机溶剂中毒如何处理………………… 111

拟除虫菊酯类杀虫剂中毒如何处理…… 112

洗涤剂中毒如何处理…………………… 113

来苏水中毒如何处理…………………… 114

汞中毒如何处理………………………… 114

砒霜中毒如何处理……………………… 116

苯中毒如何处理………………………… 116

铅中毒如何处理………………………… 117

甲醛中毒如何处理……………………… 118

食物中毒如何处理……………………… 118

高空坠落如何处理……………………… 120

目录

抗洪抢险时多发疾病如何处理………… 120

知识链接 警惕十四类可能引起食物

中毒的食物…………………………… 123

第六编 心理健康与减压方法

什么是心理健康………………………… 126

心理健康的标准………………………… 128

心理问题产生的原因…………………… 132

噪声环境对心理造成的影响…………… 134

高温环境对心理造成的影响…………… 135

孤单环境对心理造成的影响…………… 136

长期离开亲人对心理造成的影响……… 136

用良好的人际关系化解压力…………… 138

向家人或朋友倾诉舒缓压力…………… 140

用充足的睡眠减压……………………… 142

分散注意力减压………………………… 143

目录

通过自我暗示减压 …………………… 144

知识链接 抑郁情绪与抑郁症 ………… 146

第七编　合理膳食与适当运动

什么是合理膳食 ……………………… 150

人体必需的营养素 …………………… 152

全球最佳健康食物 …………………… 155

生食食物的宜忌 ……………………… 156

高温作业者的饮食宜忌 ……………… 158

低温作业者的饮食宜忌 ……………… 158

什么是有氧运动 ……………………… 159

消除疲劳的运动 ……………………… 160

提高机体免疫力的运动 ……………… 164

改善心肺功能的运动 ………………… 167

促进心理健康的运动 ………………… 170

知识链接 看懂食物标签和说明 ……… 173

目录

第八编　健康体检常识

体检注意事项 …………………………… 180
体检报告中常见名词解读 ………………… 182
检验指标的分类意义 ……………………… 187
对肿瘤标志物的正确认识 ………………… 189
体检主要指标结果速查 …………………… 192
 1. 血常规 ……………………………… 192
 2. 尿常规 ……………………………… 194
 3. 便常规 ……………………………… 196
 4. 糖代谢相关指标 …………………… 198
 5. 脂代谢相关指标 …………………… 199
 6. 心血管危险新指标详解 …………… 200
 7. 肝功能指标 ………………………… 201
 8. 肾功能指标 ………………………… 204
 9. 甲状腺功能指标详解 ……………… 205
 10. 骨代谢指标详解 ………………… 207
 11. 免疫功能指标详解 ……………… 208
知识链接　常备中成药名录 ……………… 211

目录

附录 看表知健康

1. 食物成分表 …………………… 222
2. 食谱营养素含量计算表 ………… 224
3. 常见食物中的胆固醇含量 ……… 226
4. 每日饮食各种营养素供给量 …… 227
5. 城市居民一日食物摄入推荐量 … 228
6. 主要维生素的功能和食物来源 … 229
7. 中国居民膳食能量需要量 ……… 231
8. 八大危险食物黑名单 …………… 232
9. 不能吃的隔夜食物 ……………… 233
10. 常见运动项目价值表 …………… 234
11. 日常运动、生活热量消耗量表 … 235
12. 父母与子女血型关系 …………… 235
13. 血压危险分层量化评估表 ……… 236
14. 判别肥胖的主要方法 …………… 236
15. 饮酒程度自测表 ………………… 237
16. 烟瘾程度自测表 ………………… 237
17. 糖尿病肾病分期及其饮食调理 … 238

第一编 必知必懂的健康常识

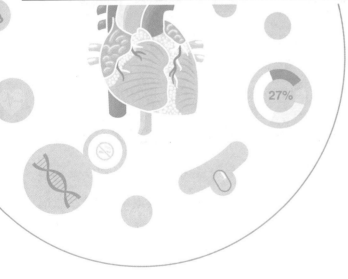

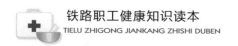

什么是健康，健康的科学定义

人的健康包括身体健康与心理健康两个方面。一个人身体与心理都健康才称得上真正的健康。健康的含义应包括如下因素：①身体各部分发育正常，功能健康，没有疾病；②体质坚强，对疾病有高度的抵抗力，并能吃苦耐劳，担负各种艰巨繁重的任务，经受各种自然环境的考验；③精力充沛，能经常保持清醒的头脑，精神贯注，思想集中，对工作、学习都能保持有较高的效率；④意志坚定，情绪正常，精神愉快。联合国世界卫生组织对健康下的定义是：健康不但没有身体疾患，而且有完整的生理、心理状态和社会适应能力。

2000年，世界卫生组织在健康的定义中又加入了生殖健康的含义：一个人只有具备了躯体健康、心理健康、良好的社会适应能力、道德健康和生殖健康等五方面才称得上是健康。

什么是亚健康，亚健康的常见症状

亚健康是指人的机体虽然没有明显疾病，但呈现一多三减退的表现，即疲劳多、活力减退、反应能力减退、适应力减退的一种生理状态。虽然没有疾病，但有种种不适的症状，是介于健康与疾病之间的一种生理功能低下的状态，也称为"机体第二种状态"和"灰色状态"，俗称亚健康状态。对于处于亚健康状态下的人，定期体检尤为重要。有关资料显示，我国城市人口中约有15%的人是健康人，15%的人非健康，70%的人呈亚健康状态。

第一编 必知必懂的健康常识

"亚健康状态"是一种动态的变化状态,有可能发展成为第二状态,即疾病,也可通过治疗恢复到第一状态,即健康。"亚健康状态"处理得当,则身体可向健康转化;反之,则患病。因此,对亚健康状态的研究,是21世纪生命科学研究的重要组成部分。

亚健康临床症状表现较宽泛,脏器功能可能出现异常,不适症状具体表现如下。

(1)神经系统症状:经常头痛,记忆力差,全身无力,容易疲劳。

(2)心血管症状:上楼或稍走动多些就感到心慌、气短、胸闷、憋气。

(3)消化系统症状:见到饭菜没有食欲,虽觉得饿但不想吃。

(4)骨关节症状:经常感到腰酸背痛,活动脖子时"咔

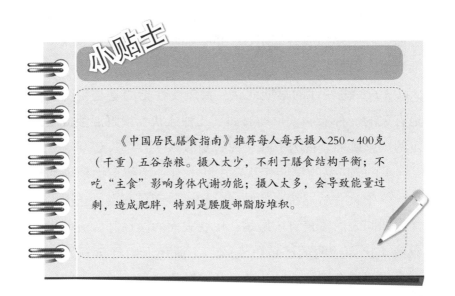

《中国居民膳食指南》推荐每人每天摄入250~400克(干重)五谷杂粮。摄入太少,不利于膳食结构平衡;不吃"主食"影响身体代谢功能;摄入太多,会导致能量过剩,造成肥胖,特别是腰腹部脂肪堆积。

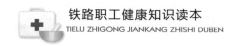

咔"作响。

（5）泌尿生殖系统症状：性功能低下，没有性要求，尿频、尿急。

（6）精神心理症状：莫名其妙的心烦意乱，遇小事易生气，易紧张、恐惧，遇事常往坏处想。

（7）失眠：入睡困难，早醒，多梦。

疾病的早期症状有哪些

（1）颅内肿瘤以及脑癌的早期症状：在头颅内，当颅内肿瘤增大时，可能会阻塞脑脊液的流动，使颅内压增加。这一压力可能直接导致以下3种症状：恶心、呕吐和头疼。另外，不同位置的颅内肿瘤还会造成不同的躯体症状，这是由肿瘤生长的位置决定的。

（2）头、颈部肿瘤的早期症状：其共同的症状包括咽喉持续疼痛、吞咽疼痛或吞咽困难、声音嘶哑或声音出现变化、嘴和咽喉流血、内耳疼痛。

（3）黄斑变性的早期症状：黄斑变性指的是与视网膜功能衰退有关的一种疾病。早期有如下几种症状：视野混浊或眼前有固定的黑影遮挡、视力下降、视物变形。

（4）皮肤癌的早期症状：皮肤上有一个按上去硬硬的红色肿块，一个具有后述特点的肿块：较小，颜色苍白，光滑，具有光泽，如同表面覆盖有一层蜡；皮肤表面的溃疡开始流血或流出组织液（比如透明的淡黄色液体）；溃疡上的红斑开始发生变化，变成覆盖有鳞屑或结痂的斑片；肿块变痒，继而有变痛的趋

第一编 必知必懂的健康常识

势;小斑点发红或变得肿胀;一颗痣突然变大,外观出现变化。

我们简单总结,以方便大家进行早期的皮肤癌自查,寻找不对称的病损,比如,一个痣不再是对称的圆形,而是变成不对称的形状;寻找边缘不规则的痣,比如,一个痣的边缘变为锯齿状,或发现有凹陷;寻找颜色变异的痣,比如,一个痣的颜色变得不一致,上面有不同色泽的斑点。

(5)心脏疾病的早期症状:在心脏损害的早期可能不出现早期症状,但是有时候,人们会出现一些其他方面的症状,它们便是心脏疾病初期的早期症状——有劳力性胸痛,即在活动后出现的胸痛、呼吸短促、下肢浮肿、高血压、高血脂。

(6)心肌梗死的早期症状:胸部(或者是心窝处)出现不适,其不适时间持续好几分钟;单侧或双侧手臂出现疼痛,背、颈、下巴和腹部出现疼痛;呼吸短促(在任何胸部不适之前便出

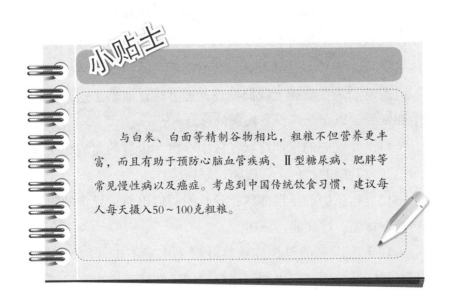

与白米、白面等精制谷物相比,粗粮不但营养更丰富,而且有助于预防心脑血管疾病、Ⅱ型糖尿病、肥胖等常见慢性病以及癌症。考虑到中国传统饮食习惯,建议每人每天摄入50~100克粗粮。

现）；出冷汗，犯恶心或眼冒金星。

（7）中风的早期症状：脸部、手臂和腿部突然变得麻木或肌力变弱，尤其是当它们集中在身体的一侧出现时；突然间出现神志不清，口齿不清，理解障碍；突然间出现单眼或双眼视力问题；突然间出现行走跌撞，眩晕，失去平衡感和方向感；突然间出现不明原因的严重头疼。

（8）心跳骤停的早期症状：心跳骤停往往没有任何信号便突然发作。它发作时表现如下：躯体突然丧失反应；摇晃他们时没有反应；没有呼吸；没有脉搏；没有肢体活动，也没有咳嗽等其他反应。

（9）肺癌的早期症状：咳嗽；呼吸短促；哮喘；胸痛；咳出的痰里有血丝；体重减轻；肺部感染（肺炎）。

（10）胰腺癌的早期症状：胰腺癌的症状常常出现得很迟，再加上症状没有特异性，致使胰腺癌患者被确诊时，往往已是晚期了。大约一半的患者会出现黄疸（皮肤呈黄色）。他们还会出现体重下降，疲劳，腹部不适，食欲降低，并出现葡萄糖耐量降低。但遗憾的是在临床上我们发现，患者往往忽略了这些症状的发生和发展，以至于延误了疾病的诊断。

（11）膀胱癌的早期症状：尿中有血（少量的血液会使尿液的颜色变为淡淡的粉色）；尿频；尿痛。

（12）宫颈癌的早期症状：异常的阴道出血；异常的阴道分泌物；下背痛；性交痛；尿痛。

（13）乳腺癌的早期症状：乳房上出现不正常的凹陷；乳房上一些区域的皮肤变得如同橘皮一样；在腋下或在乳房部位摸

第一编 必知必懂的健康常识

到肿块；乳头泌液，乳头疼痛或乳头内翻；乳房的皮肤出现刺激痛；乳房肿胀。

（14）卵巢癌的早期症状：腹部胀气；腹部及盆腔的不适感或紧绷感；食欲降低，或有恶心感；肠功能紊乱，或出现尿频；背部或腿痛；营养不良，或消瘦；疲劳；胃肠道症状（包括胀气，腹痛，消化不良）；不正常的阴道出血。

（15）大肠癌（包括结肠癌和直肠癌）的早期症状：感觉疲劳、虚弱；黄疸；腹部疼痛或痉挛；肠运动异常；运动后感觉肠胀气；有血从直肠中流出；大便带血；食欲减退。

（16）关节炎的早期症状：关节僵直，难以活动；一些日常活动变得困难，比如爬楼梯或开启一个罐头；在一天中的某个时间段里，关节变得极为疼痛、僵硬；一些类型的关节炎还可引起肢体水肿、感染，关节处的皮肤发红，发热。

小贴士

食物多样，谷类为主；多吃蔬菜、水果和薯类；每天吃奶类、豆类或豆制品；经常吃适量的鱼、禽、蛋、瘦肉，少吃肥肉或荤油；食量与体力活动要平衡，保持适宜体重；吃清淡少盐的膳食；如饮酒应适量；吃清洁卫生、不变质的食物。

膳食指南这7条要求是获得健康的前提，其核心可概括为："平衡膳食，合理营养，促进健康"。

(17）1型糖尿病的早期症状：1型糖尿病患者（常是年轻人）的症状很明显，而且常常突然出现。大多数1型糖尿病的患者能得到医生的及时治疗。以下是这种疾病的早期症状：尿频（尿量很大）；非常口渴，大量饮水；极度饥饿；体重迅速减轻；易疲劳；易过敏；出现恶心或呕吐；实验室检查显示，血和尿中含糖量很高。

（18）2型糖尿病的早期症状：2型糖尿病患者（常是中年人）的症状是逐渐出现的。如果大家发现自己身上出现了2型糖尿病的早期症状，请尽快到医院接受治疗。请记住，糖尿病与高血压一样，是终生性的疾病，需要终生性地接受治疗。这种疾病的早期症状：视物不清；腿部，脚部和手指等部位出现麻木或刺痛；皮肤经常发生感染；皮肤、牙龈和尿道重复发生感染；皮肤和生殖器出现瘙痒；困倦，成天昏昏欲睡；伤口愈合缓慢，比如刀伤和挫伤要过很久才能愈合；有1型糖尿病中的任何症状。

饮水安全常识与如何使用饮水机

饮水安全常识：①不喝水垢过多的水；②不喝凉茶水；③不喝开水和生水混合的水；④不喝隔夜的开水；⑤吃饭的过程中最好不喝水，饭后不宜马上喝水；⑥饮水宜温水，切忌烫、冰；⑦睡前不宜多喝水。

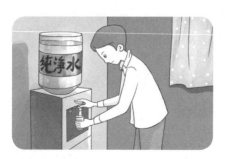

为减少饮水机带来的饮用水"二次污染"，可以使用以下几种方法。饮水机要放在办

第一编　必知必懂的健康常识

公室通风口，距墙10厘米以上。下班后随手关掉饮水机的电源开关。尽量一周内饮完桶装水，已开封的桶装水放置超过15天最好不要再饮用。每季度对饮水机进行一次专业清洗和消毒。

如何正确使用手机

身边有固定电话的时候，尽量用固定电话而不用手机。使用手机的时候等接通后再放到耳边听，因为手机在接通的一刹那辐射最强。尽量减少每次通话的时间，每次通话时间最好控制在3分钟之内，如果一次通话实在需要较长时间，可分为几次交谈，让大脑自我调节，休息一下。可

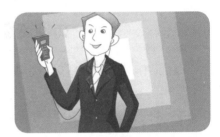

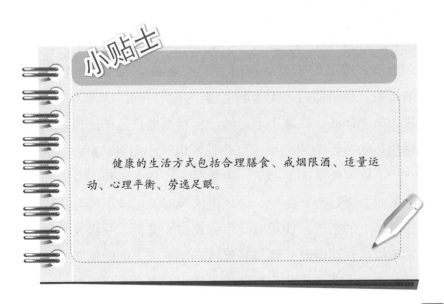

健康的生活方式包括合理膳食、戒烟限酒、适量运动、心理平衡、劳逸足眠。

左右耳轮流听电话。如果发现头或者耳朵发热发烫就应该立即停止通话，并且用手掌来回按摩，以增加受损害部位血液的流量和流速，使受损害部位组织迅速愈合。频繁使用手机没有其他原因而感到失眠、健忘、头晕等不舒服时，应停止使用手机1～2周。安全使用手机，最重要的是通话时间不要过长，以每天不超过半个小时为宜；尽量使用免提功能，如耳机等，以有效降低移动电话对人脑的辐射。

如何避免电磁辐射

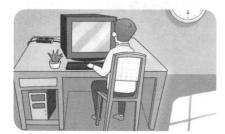

在工作和生活中总会接触到电磁辐射，这些电磁辐射来源于我们平常使用的手机、电脑、微波炉、电吹风、冰箱等。只要掌握足够的抗辐射知识，我们完全不用为电磁辐射感到恐慌。下面教你几点防辐射小知识。

电器产品最好不要放在卧室。消除灰尘可减少电器产品产生的辐射。尽量缩短每次接触电器产品的时间。电器不使用时，要拔掉电源插头，以减少电磁波。保持电器产品的通风。冬天尽量使用热水袋，少用或不用电热毯。电子小闹钟、MP3、MP4、MP5、手机等微量辐射产品，睡觉时不要放在床头。开启和关闭电吹风时，最好离开头皮。使用电吹风时，电吹风要与头皮保持15厘米以上的距离，使用时间不宜超过30分钟。手机充电器、便携式单放机在插电时，要与其保持30厘米以上的距离。微波炉不用时要拔掉电源（微波炉只插电不使用时也会产生辐射），使用

第一编 必知必懂的健康常识

时要与其保持50厘米以上的距离。操作电脑时，双眼应处于平视或轻度向下注视显示屏，眼睛距离显示屏至少在30厘米以上，每隔1小时要休息10分钟。安装防护装置可削弱电磁辐射强度。看电视时，最好距离电视3米以上，每次看电视不超过2个小时。看电视要平视，可稍俯视，不要关灯看电视，看完电视要洗脸。多吃胡萝卜、西红柿、海带、瘦肉、动物肝脏等富含维生素A、维生素C和蛋白质的食物，这些食物可加强机体抵抗电磁辐射的能力。

如何避免空调综合征

适度。室温应恒定在25℃～27℃，室内外温差不应超过7℃。

通风。最好在开机1～3小时后关机换气1次，多利用自然风降低室内温度。严禁在有空调的环境里吸烟。

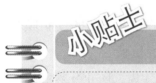

世界卫生组织将仅提供能量而无营养价值或提供超过人体需要的食品列为"垃圾食品"，其原因是：①油炸类食品因高温加热易产生反式脂肪，是心脑血管的危险因素；②盐渍加工过程易产生亚硝酸盐致癌物；③罐头、方便类食品易破坏维生素或含有防腐等添加剂；④汽水、可乐类食品含糖量高而超过人体正常需要；⑤冷冻甜品类食品含有过量糖和脂肪而易引起肥胖。

防菌。有空调的房间应保持清洁卫生,每半月清洗一次空调过滤网;适当摆放芦荟、吊兰、菊花等绿色植物,可以消灭室内空气里的甲醛等有害物质。

锻炼。在空调环境里工作45分钟左右,要出门活动一下,呼吸新鲜空气。每天都要到户外适当运动到流汗,多喝水,每天洗个温水澡。

保暖。切忌让通风口的冷风直接吹到身上,适当增加穿脱方便的衣物,膝部可用毛巾覆盖予以保护。

饮茶。平常多喝生姜茶。每次取生姜3～5片,大约5～10克,用沸水沏开即可。晚上饮用最好。

十种不良生活习惯

(1)睡眠过多:睡眠过多容易加重脑睡眠中枢的负担,使各种生理代谢活动降到最低水平。

(2)洗脸过频:洗脸过频会使保护脸部皮肤的皮脂膜受到经常性破坏,导致皮肤受更多的刺激而容易衰老。

(3)刷牙过久:刷牙可清洁口腔和牙齿,防止牙病和口腔炎症等。但刷牙时间过久会使牙龈损伤,不利于牙齿生长,还会导致牙周炎。

(4)步行过久:步行时足弓要保持一定的高度和张力,步行太久,足弓就会下陷使趾骨负重增加,容易发生骨折。

(5)喝茶过浓:浓茶会使胃黏膜收缩、蛋白质凝固,并冲淡胃液,影响消化和铁质的吸收,还会影响睡眠。浓茶中含有大量的氟,会使牙齿变色,关节变形。

第一编 必知必懂的健康常识

（6）喝酒过量：酒喝多了会损伤肝和胃，长期饮酒还会使酒精在人体内积累，形成慢性中毒，麻痹神经，使人体代谢功能紊乱，加速衰老。

（7）物品共用：有些家庭喜欢家人一起共用日常用品，如毛巾、口杯、脸盆等。这种做法很容易发生传染病。

（8）不吃早餐：不吃早餐有百害而无一利。如果不吃早餐，夜间分泌的胃酸就得不到食物的中和，进而会造成胃部不适。早餐有助于促进机体的新陈代谢，不吃早餐，人容易感到疲倦和头痛，或者诱发低血糖而虚脱。

（9）吃饭过饱：吃饭过饱会使胃胀过度，肠胃蠕动缓慢，消化液分泌不足，食物得不到充分消化，导致消化功能障碍，加快衰老。

（10）鞋跟过高：鞋跟过高会使足趾和前脚掌负重过度，身

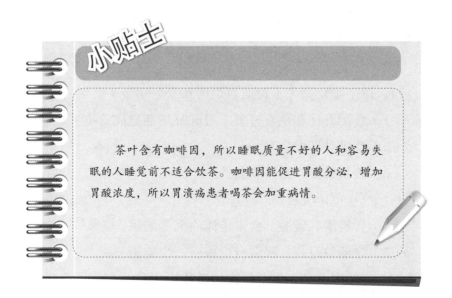

小贴士

茶叶含有咖啡因，所以睡眠质量不好的人和容易失眠的人睡觉前不适合饮茶。咖啡因能促进胃酸分泌，增加胃酸浓度，所以胃溃疡患者喝茶会加重病情。

体向前倾,胸腰后挺,导致腰肌韧带损伤,容易发生趾外翻、趾囊炎、骨折等病症。

十类对人体有害的食品

一、油炸类食品

(1)导致心血管疾病的元凶(油炸淀粉)。

(2)含致癌物质。

(3)破坏维生素,使蛋白质变性。

二、腌制类食品

(1)导致高血压,使肾负担过重,导致鼻咽癌。

(2)影响黏膜系统(对肠胃有害)。

(3)易得溃疡和发炎。

三、加工类肉食品(肉干、肉松、香肠等)

(1)含三大致癌物质之一——亚硝酸盐(防腐和显色作用)。

(2)含大量防腐剂(加重肝脏负担)。

四、饼干类食品(不含低温烘烤和全麦饼干)

(1)食用香精和色素过多(对肝脏功能造成负担)。

(2)严重破坏维生素。

(3)热量过多、营养成分低。

五、汽水可乐类食品

(1)含磷酸、碳酸,会带走体内大量的钙。

(2)含糖量过高,喝后有饱胀感,影响正餐。

六、方便类食品(主要指方便面和膨化食品)

第一编 必知必懂的健康常识

（1）盐分过高，含防腐剂、香精（损肝）。

（2）只有热量，没有营养。

七、罐头类食品（包括鱼肉类和水果类）

（1）破坏维生素，使蛋白质变性。

（2）热量过多，营养成分低。

八、话梅蜜饯类食品（果脯）

（1）含三大致癌物之一——亚硝酸盐（防腐和显色作用）。

（2）盐分过高，含防腐剂、香精（损肝）。

九、冷冻甜品类食品（冰激凌、冰棒和各种雪糕）

（1）含奶油极易引起肥胖。

（2）含糖量过高影响正餐。

十、烧烤类食品

（1）含大量"三苯四丙吡"（三大致癌物质之首）。

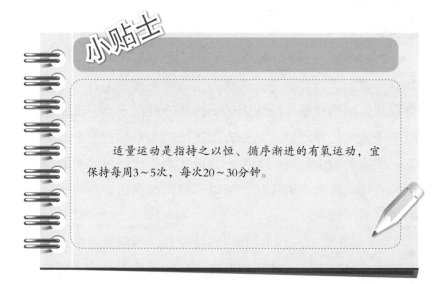

小贴士

适量运动是指持之以恒、循序渐进的有氧运动，宜保持每周3～5次，每次20～30分钟。

（2）1只烤鸡腿毒性=60支烟毒性。

（3）导致蛋白质炭化变性（加重肾脏、肝脏负担）。

如何健康轮休

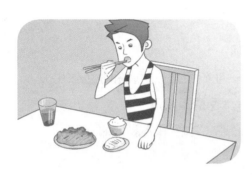

（1）饮食调理。要注意充分补给含糖的食物，食用热量较高的食品。再就是要多吃水果，充分补给维生素，尤其是B族维生素，如维生素B_1、维生素B_2、烟酸等，以及维生素C。盐和钙的补充也很重要，因为它们能使运动后改变的酸碱度平衡和渗透压恢复稳定，缓解肌肉疲劳。此外，还需补充一点铁质，以加速血红蛋白的恢复。合理摄取一定营养，不仅能延缓疲劳的出现，减轻疲劳的程度，还能尽快消除疲劳的感觉。

（2）少吃"三高"食品。我国居民（尤其是城市居民）糖尿病、高血压、冠心病等富贵病的发病率正逐年上升。"三高"饮食容易伴随高脂肪、高胆固醇、高嘌呤的摄入，引发肥胖、高血脂和痛风等代谢问题。另一方面还可影响其他营养素的吸收与代谢，加速骨骼中钙质的丢失，造成矿物质或微量元素的失衡，进而导致骨质疏松症等疾病。所以不提倡高蛋白、高脂肪、高热量的"三高"饮食。

（3）禁止酗酒。饮下白酒约5分钟后，酒精就会进入血液，随血液在全身流动，人的组织器官和各个系统都会受到酒精的毒害。短时间大量饮酒，可导致酒精中毒，中毒后首先影响大脑皮质，使神经有一个短暂的兴奋期，胡言乱语；继而大脑皮质处于麻醉状态，言行失常，昏昏沉沉不省人事。还会诱发急性胆囊炎和急性胰腺炎。长期饮酒还会使心脏发生脂肪变性，严重影响心脏的正常功能。若进一步发展，生命中枢麻痹，则心跳呼吸停止以致死亡。

（4）轮休生活要规律。轮休时会有一种放松的感觉，特别是年轻人回到家很兴奋，会朋友、喝酒、唱歌、睡懒觉，生活完全没有规律，这样会使人的头脑失去敏感、明智地思索问题、解决问题的能力，会产生抑郁、迟钝、消极等情绪，长期如此，对身心健康是很不利的。建议轮休时不要透支体力放纵自己，应安排一段有规律的调养期，尽快消除疲劳，然后以充沛的精力投入崭新的学习和工作之中。

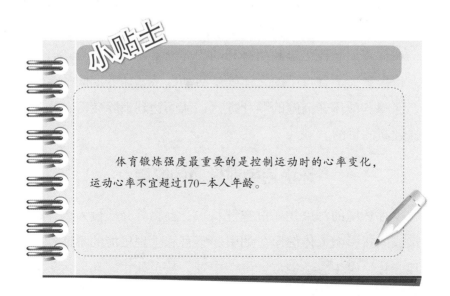

体育锻炼强度最重要的是控制运动时的心率变化，运动心率不宜超过170-本人年龄。

如何健康休养

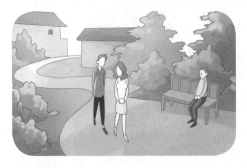

职工除了日常保健外,还可充分利用每年的健康休养,在专业人员的指导下改善自己的身心健康。

疗养院通常环境优美、依山傍水、绿地面积大、空气负离子含量高。在这里可忘掉忙碌的工作,让自己彻底放松,尽情享受和欣赏大自然的美丽风光。

注意健康休养的禁忌,如急性期疾病的患者、各种传染病患者、各种精神病患者等,不能到综合疗养院进行健康休养。如对高原不适应的也不能到海拔较高的地区进行疗养。如果身体对新到地方产生明显的不适症状,经治疗无明显改善的,应停止休养。

在休养期间要综合利用有利的疗养因素,劳逸结合,合理搭配,积极参加适合自己的文体娱乐活动,遵循休养期间的生活制度,保障各项休养措施的顺利进行,从而达到消除疲劳、恢复和增强健康的目的。

环境污染对健康的影响

生存环境的污染物通过空气、水、食物等介质侵入人体,会直接或间接影响人体健康。如引起感官和生理机能的不适,产生病理变化,发生急性中毒、慢性中毒,甚至死亡。环境污染对人

第一编 必知必懂的健康常识

类健康的危害总的来说主要包括以下三方面。

（1）急性危害。由于污染物在短期内浓度很高，或者几种污染物进入人体后联合作用可以对人体造成急性危害。

（2）慢性危害。主要指小剂量污染物持续地作用于人体而产生的危害。如大气污染对呼吸道慢性炎症发病率的影响等。

（3）远期危害。这种危害一般需要经过较长的潜伏期才表现出来，如环境因素的致癌作用等。环境中致癌因素主要有物理、生物和化学因素，物理学因素包括放射线体外照射或吸入放射性物质引起的白血病、肺癌等；生物学因素涉及肿瘤病毒、真菌、细菌、寄生虫等；根据动物实验证明，有致癌性的化学物质达1 100余种。另外，污染物远期危害还表现在对遗传的影响，主要表现为致突变和致畸作用。

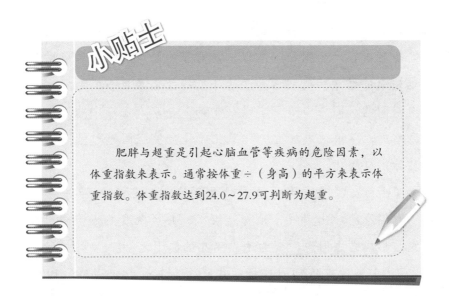

小贴士

肥胖与超重是引起心脑血管等疾病的危险因素，以体重指数来表示。通常按体重÷（身高）的平方来表示体重指数。体重指数达到24.0～27.9可判断为超重。

知识链接 吸烟的危害与远离二手烟

1. 烟草的有害成分

烟草燃烧的烟雾中含有4 000多种已知的化学物质，它们是造成吸烟者和被动吸烟者成瘾和健康损害的罪魁祸首。

烟草中主要含有以下物质。

（1）尼古丁：尼古丁是高度成瘾物质，危害极大。

（2）焦油：烟草燃烧后产生的一种棕黄色黏性物质，它在烟雾中以细小颗粒的形式存在，吸入人体后可附着于气管、支气管和肺泡表面，产生物理、化学性刺激，损伤人体的呼吸功能。焦油含多种致癌物和促癌物，是引起肺癌和喉癌的主要原因，也会加重哮喘及其他肺部疾病的症状。

（3）一氧化碳：一氧化碳与血红蛋白的亲和力比氧气高260倍，当人们吸入较多的一氧化碳时，一氧化碳与血红蛋白结合形成大量的碳氧血红蛋白，造成组织和器官缺氧，进而使大脑、心脏等多种器官产生损伤。所以，瘾君子的脸色灰暗、口唇发紫，就是缺氧的结果。心脏因为尼古丁的缘故需要更多的氧气，但在冬季封闭的房间中，吸烟者吸一支烟，全家人血液中的一氧化碳都会增加，导致缺氧加重。一氧化碳还会使胆固醇贮量增多，加速动脉粥样硬化。

（4）放射性物质：放射性元素通过吸烟进入肺并沉积体内。它们不断放出射线，损伤肺组织，并经血液循环转移到其他组织，形成内照射源，成为诱发癌症的原因之一。

（5）其他有害物质：烟草中还含有氰化钾、甲醛、丙燃醛等刺激性化合物，含有砷、汞、镉、镍等有害金属，以及氨、砒霜、杀虫剂等致命成分。

以上5点中，尼古丁、焦油、一氧化碳三者都可损伤动脉血管内皮细胞，可协同促发动脉粥样硬化。

2. 吸烟对健康的影响

吸烟可显著增加恶性肿瘤、呼吸道疾病、脑卒中、缺血性心脏病等疾病发生的机会，且这些疾病常伴随长期的痛苦。目前中国居民每年由于吸烟导致死亡高达100万人，占全部死亡的12%。由于吸烟导致的死亡有20～30年的滞后期，预计我国2020年每年将有200万人死于烟草相关疾病。

吸烟者患肺癌的危险比非吸烟者高3～18倍。除肺癌外，关系密切的恶性肿瘤还包括食管癌、胃癌、肝癌、口腔癌、咽喉癌、胰腺癌、膀胱癌等。

50%的心血管疾病死亡可归因于烟草。吸烟可诱发动脉痉挛和供血不足。同时吸烟还引起动脉内皮细胞受损和血中高密度脂蛋白胆固醇（对机体有利的胆固醇）浓度降低，诱发动脉粥样硬化和血栓形成，最终可能导致心血管和脑血管病的发生。

烟草还可以导致许多其他疾病，如骨质疏松症（骨密度减少，引起疼痛和骨折）、慢性支气管炎、胃溃疡、萎缩性牙龈炎等。

另外，被动吸烟也危害巨大。儿童特别是婴儿正处于生长发育阶段，被动吸烟的危险比成年人大。不仅影响儿童的生长发育,还是下呼吸道感染、哮喘、婴儿猝死综合征、癌症等发病的重要危险因素。被动吸烟的妇女患肺癌、冠心病、乳腺癌、宫颈癌的危险性明显增加。丈夫吸烟还可导致妻子不孕、低出生体重儿、流产和死胎。

第二编　安全用药常识

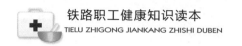

什么是处方药和非处方药

处方药是必须凭医生处方才可调配、购买和使用的药品。处方药的适应症大都是一些复杂而严重的疾病,患者难以自我判断、自我药疗。例如,所有的注射剂和抗生素均属于处方药。在处方药的包装盒、药品外标签、药品说明书上,可以清晰地看到"凭医生处方销售、购买和使用"的忠告语。非处方药均来自处方药,它一般是经过长期应用、疗效肯定、服用方便、质量稳定、非医疗专业人员也能安全使用的药物。非处方药在美国被称为"可在柜台上买到的药品(Over The Counter,简称OTC)",后成为全球通用的俗称。

怎样识别非处方药

(1)非处方药包装盒的右上角必须印有国家指定的非处方药专有标识——OTC。

(2)每一种非处方药都要将其相应的忠告语由生产企业醒目地印制在药品包装或药品使用说明书上。通用的忠告语为:"请仔细阅读药品使用说明书并按说明书使用或在药师指导下购买和使用"。

(3)非处方药又分甲类和乙类两种。甲类非处方药需在药师指导下购买使用。甲类非处方药的标识为红色;乙类非处方药的标识为绿色。

打针输液一定比吃药好吗

得了病是吃药好,还是打针好,是肌肉注射好,还是输液

第二编 安全用药常识

好,不能一概而论。不同给药方式各有其优缺点,医生会根据病种、病情和所用药物的种类来决定。

打针输液的优点在于用药剂量准确,吸收迅速,见效快,可以避免胃肠道消化液对药物成分的破坏。对一些病情危急、严重呕吐等不能口服药物的患者,或某些不适于口服的药物,都应该采用打针输液的方法。但是,打针输液也有很多缺点,特别是静脉注射,由于将药物直接输入血液,越过了人体的天然防护屏障,容易引起诸多副作用。

口服用药比注射给药简便安全,易于被患者接受。有人认为吃药起效要比注射慢,其实也不尽然。一般口服用药也能很快被吸收,大部分药物在服用后半小时就可以起作用。但口服用药也有某些缺点,比如有些药物可以引起胃肠不适等症状。

打针输液和口服用药都是治疗疾病的有效手段,各有利弊,

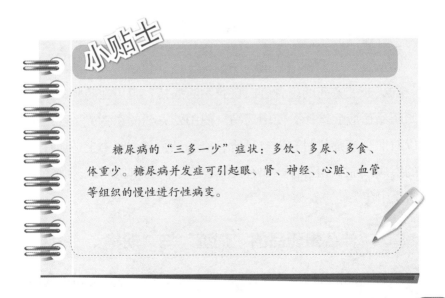

小贴士

糖尿病的"三多一少"症状:多饮、多尿、多食、体重少。糖尿病并发症可引起眼、肾、神经、心脏、血管等组织的慢性进行性病变。

应该听从临床医生和药师的建议，根据病情的需要和药物的性质来选择给药方式。当前，医生在选择给药途径时一般会遵循国际公认的原则，即根据病情能口服的就不注射，可以皮下或肌肉注射的就不静脉注射或输液。这不仅是为了充分发挥药物的疗效，也是为了保证用药的安全性。

药品说明书包含的内容

药品说明书通常包括以下内容：警示语、药品名称、成分、性状、适应症、规格、用法用量、不良反应、禁忌、注意事项、孕妇及乳期妇女用药、儿童用药、老年人用药、药物相互作用、药理毒理、贮藏等。其中，警示语、药品名称、适应症、用法用量、禁忌、注意事项、不良反应等，这些与患者用药有关的内容，在用药前都应该认真阅读。对其中不明白的内容，建议与医生、药师讨论。

仔细了解药品的适应症

适应症，中药称"功能与主治"，内容包括药品所能治疗的病症。购买非处方药的患者可以自我判断病情，也可在药师的帮助下对照药品适应症选择、使用药品。使用处方药的患者，用药之前也可以对照适应症栏目看看自己所患疾病是否与说明书上适应症中列出的疾病或症状相符合。如有疑问，应及时咨询医生或药师，以避免错误用药。

什么是药品的"剂型"与"规格"

了解药品的剂型与规格是为了确保按正确的方法和正确的剂

量用药。

（1）药品剂型：为了治疗需要和使用方便，将药物的粉末、液体或半固体原料制成不同性状的形式，在药剂学上称为"剂型"，例如片剂、颗粒剂、胶囊剂、注射剂、软膏剂等。一种药物可以制成多种剂型，由于给药途径的不同可能产生不同的疗效。因此，我们应该根据不同的治疗目的选择适宜的剂型和给药方式。

（2）药品规格：药品规格是指以每片、每包或每支为单位的药物制剂内所含有效成分的量。药品规格与用药剂量密切相关。同一种药品可以有不同的规格，供不同疾病和不同年龄组的患者使用。所以，患者在使用前，必须看清药品的规格，根据用药的剂量计算出使用药品的数量。例如：某药每次应服用的剂量为100毫克，而该药品的规格为50毫克/片，这就需要每次服用2

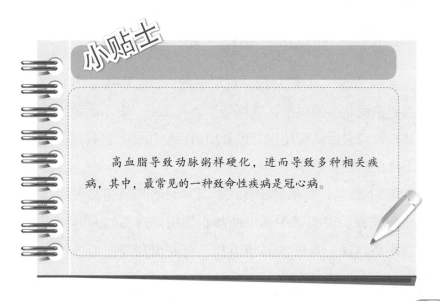

高血脂导致动脉粥样硬化，进而导致多种相关疾病，其中，最常见的一种致命性疾病是冠心病。

片,才能达到100毫克的用药剂量。有时候还需要把含量大的药片掰开服用,以符合所需用的剂量。

按次、按量用药

每日用药次数是由药物从人体排泄的快慢所决定的。排泄快的药物,每日给药次数就多;排泄慢的药物,每日给药次数就少。因此,有些药物每日给药3～4次,而有些药物每日给药1～2次。患者不要随意增加或减少给药次数,否则会因给药次数过多导致药物在体内蓄积产生毒性反应,或因给药次数过少、药物用量不够而降低疗效。

药品说明书中标示的用量是通过试验得出的结果。剂量过小,没有明显治疗效果;剂量过大,会产生毒性反应。所以,一定要按照药品说明书中标示的剂量范围用药。

药品的"慎用"和"禁忌"

(1)慎用:一般在药品说明书的"注意事项"内,会有哪类人群慎用此药的提示。慎用是指该药品不一定不能使用,而应该在权衡利弊后谨慎使用,患者用药后应注意密切观察,一旦出现不良反应要立即停药。

(2)禁忌:是指禁止使用。某些患者用该药品可能会发生明显的危害。说明书中列出的禁止使用该药品的人群、生理状态、疾病状况、伴随的其他治疗、合并用药等提示,均应严格遵守。

药品说明书和医嘱不一致时,以什么为准

药品说明书是指导医生正确处方、指导患者正确用药的重要资料,是经国家认定具有法律效力的。原则上,临床医生应按照药品说明书的规定使用药物,但有时候,你也会发现医生开出的医嘱可能有与药品说明书不一致的情况。

专家认为,"药品说明书之外的用法"在当前药物治疗中发挥着重要的作用,它的存在在一定程度上是合理的。药品的使用方法是在实践中不断发展的,而说明书不一定能非常及时地更新,因此不一定代表该药物目前的治疗信息。只要是医生通过临床实践、专业讨论或文献报道,证实了"药品说明书之外的用法"是合理的,我们就应该遵从医嘱。

其实,不论是按说明书,还是听医生的,作为患者,我们

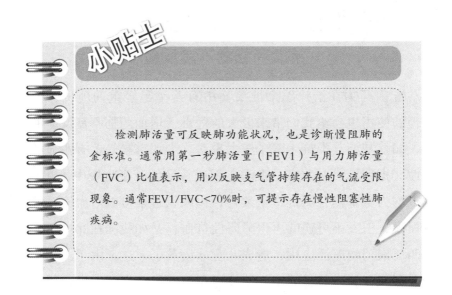

检测肺活量可反映肺功能状况,也是诊断慢阻肺的金标准。通常用第一秒肺活量(FEV1)与用力肺活量(FVC)比值表示,用以反映支气管持续存在的气流受限现象。通常FEV1/FVC<70%时,可提示存在慢性阻塞性肺疾病。

都应养成阅读说明书的习惯,当发现两者不一致的情况时,首先应向医生咨询。如果医生能够解释这是特殊的用法并表示对此负责,则可遵医嘱,因为医生是有法律义务对其医疗行为负责的。

了解抗生素

细菌是一生命体,在奇妙的世界里,有些细菌情投意合、和睦相处,我们称之为共生菌;有些细菌冤家路窄、战争不断,我们称之为抗生菌。于是,科学家在某些抗生菌的代谢物中找到了具有抑杀细菌作用的化学物质,并把这种物质称为抗生素,用其对抗侵犯人体的致病菌。

抗生素是能够干扰细菌正常生活过程的一类物质,它可以抑制细菌的生长或杀死细菌。

抗生素分天然品和人工合成品,前者由微生物产生,后者是对天然抗生素进行结构改造获得的合成或半合成化合物。

抗菌药物的不良反应

抗菌药物在治疗感染性疾病中有着举足轻重的地位,但不合理的使用也会给我们带来极大的危害,增加药物不良反应的发生。如氨基糖苷类抗生素(庆大霉素、卡那霉素等)有明显的耳毒性。据统计,在北京、上海、重庆等地的聋哑学校中,70%的儿童均为氨基糖苷类抗生素致聋;再如氯霉素可以对血液系统造成损害,引发不可逆的再生障碍性贫血;又如我国在20世纪60年代四环素药物广泛应用,造成儿童牙齿黄染,这是由于药物与钙络合沉积在牙齿和骨骼中,使牙齿黄染并影响骨骼发育,所以现在规定儿童牙发育期（8岁以下），禁用四环素类药物；还有的抗菌药物在抑杀致病菌的同时，会对在人体寄生的其他微生物起抑制作用，一些对所用药物不敏感的细菌乘机滋长，造成人体菌群失调，严重时会发生二重感染，常见的有林可霉素、克林霉素以及四环素类。常见抗菌药物引起的不良反应还有肝脏损害、肾脏损害、消化道反应、过敏反应等。

特别要注意的是，外用抗菌药物如果使用不当也会引发不良反应。

使用抗菌药物可能遇到的问题

1.抗菌药物可以治疗感冒或流感吗？

感冒和流感是由病毒引起的，而病毒引起的感染应用抗菌药物是无效的。抗菌药物仅能用于细菌引起的感染。

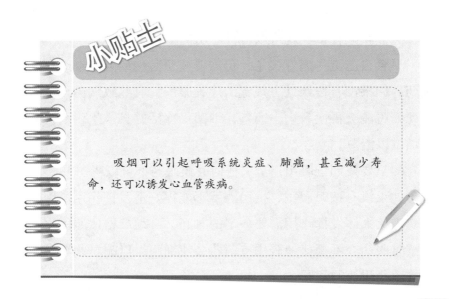

吸烟可以引起呼吸系统炎症、肺癌，甚至减少寿命，还可以诱发心血管疾病。

2. 腹泻时为什么不能随便用抗菌药物治疗？

腹泻未必全是细菌感染所致，如腹部受凉、食物过敏、病毒感染、药物引起的胃肠道不良反应等也会引起腹泻。因此，腹泻不能随便使用抗菌药物治疗。

3. 为使疾病早日痊愈，同时使用好几种抗菌药物，这样做对吗？

应当尽量避免同时应用几种抗菌药物，因为不少抗菌药物的作用能互相对抗，使药效降低，并且可能产生耐药菌株和不良反应，给人体带来危害。

4. 抗菌药物可以预防细菌性感染吗？

抗菌药物只能用于治疗对其敏感的细菌引起的感染，并不能起到防患于未然的作用。用抗菌药物预防感染，等于给细菌打"预防针"，诱导细菌的耐药性，对于以后的用药有百害而无一利。

5. 症状减轻了，就可以自行停用抗菌药物吗？

尽管自己觉得病好多了，仍需要按照医生的处方继续服用抗菌药。如果没有按照处方规定的疗程服用，有些致病菌可能未被杀死，可能会再次致病。而且，细菌仍存活并且产生耐药性，则更加难以治愈。

6. 只要按剂量服用，全天任何时候服药都可以吗？

如果没有按时服用，抗菌药就不能很好地发挥作用。因为抗菌药进入人体发挥作用需要一定的时间，必须严格按照医生的处方按时服药。不规律地服用抗菌药会使细菌得以喘息和繁殖，带来抗菌药耐药的问题。

第二编 安全用药常识

7. 可以保留吃剩的抗菌药物下次生病时服用吗?

不应该保留吃剩的抗菌药,不管是别人的还是自己吃剩下的。每种抗菌药都是有针对性地对某些细菌有效,千万不要用剩下的抗菌药治疗其他疾病(无论别人的还是自己剩下的)。每次应该把取到的抗菌药吃完,除非医生另有医嘱要求你停药。

8. 我已对抗菌药耐药了吗?

确切地说,是细菌对抗菌药产生耐药性,而不是人。当细菌对抗菌药耐药后,抗菌药不能有效抑制或杀死细菌。有人认为他们不会对抗菌药耐药,因为他们只服自己的抗菌药或者从不服用抗菌药。这是一种理解上的错误,因为任何人都可能感染耐药菌。

正确使用抗菌药物

安全合理使用抗菌药物十分重要,一定要在医生的指导下,

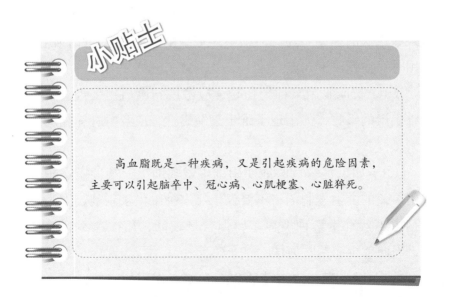

高血脂既是一种疾病,又是引起疾病的危险因素,主要可以引起脑卒中、冠心病、心肌梗塞、心脏猝死。

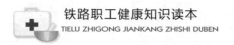

严格按医嘱用药。

（1）必须按时、按量服用。因为抗菌药物在体内达到稳定浓度才能杀菌、抑菌，不规则的服药不仅达不到治疗效果，还会给细菌带来喘息和繁殖的机会。

（2）一定要按照处方规定的疗程服用。因为抗菌药物完全杀灭或抑制细菌需要一定的时间，如果没有按疗程服完，易导致细菌产生耐药性，疾病难以治愈。

（3）每种抗菌药物都是针对某种或数种细菌有效，医生开处方也会考虑到患者的个体情况，比如过敏、肝肾功能等问题，因此，不要服用别人的抗菌药物，也不要把剩余的抗菌药物留作下次服用。

正确使用维生素

维生素制剂主要应用于维生素缺乏症及特殊需要者，也可作为某些疾病的辅助用药，但绝不能把维生素视为营养品而滥用，应用时需注意以下几点。

（1）长期服用某种药物时，应考虑到该药物是否会影响某种维生素的吸收，如出现了维生素缺乏症，应及时补充相应的维生素。

（2）如果是有目的地使用维生素辅助治疗某种疾病，最好服用单一的维生素制剂，不要仅依靠多种维生素制剂，因为这些制剂中虽然维生素种类很多，但含量较低，往往达不到治疗剂量，因此"少而精"为佳。

（3）维生素与许多药物也存在相互作用的问题，有可能相互影响吸收或疗效。最好的解决办法就是把日常服用的药物与维生素间隔一段时间服用。

（4）长期大量服用维生素要注意观察有无药物不良反应发生，如有不适症状出现，应判断是否为维生素的副作用。

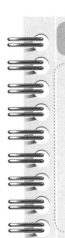

小贴士

70%的急性心肌梗塞患者有明显征兆。心肌梗塞的先兆症状：①近日乏力、胸部不适；②活动时出现心悸、气急、烦躁等症状；③心前区疼痛最为突出，且多汗；④心绞痛发作较前频繁，硝酸甘油疗效差。

知识链接 如何配置小药箱

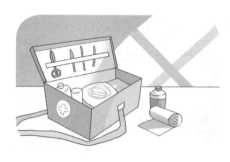

配备原则：实用性、急救性、针对性，不必面面俱到。有了小药箱，只是增大了保证健康、安全的系数，如果有了较严重的病症，还是应该及时送到医院进行治疗。

医用器具：体温表、纱布、绷带、酒精棉球、镊子、小剪刀等。

外用药：酒精、碘酒、创可贴、风湿止痛膏、风油精、眼药水等。

内服药：阿司匹林、板蓝根、云南白药、乘晕宁、黄连素等，主要用于头痛、轻度感冒、跌打损伤、恶心、呕吐等常见疾病。如有慢性疾病，应携带日常治疗药物。

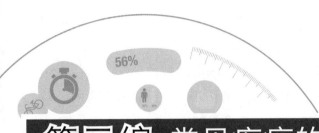

第三编 常见疾病的防治

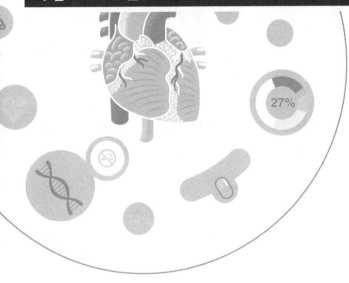

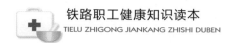

防治四病、控制四高的主要内容与措施

慢性病主要是指心脑血管疾病、糖尿病、恶性肿瘤、慢性呼吸系统病四类常见疾患。结合铁路行业特点，重点防控病种包括：高血脂、高血压、冠心病、脑卒中、肥胖、糖尿病、恶性肿瘤、慢性阻塞性肺病、颈腰椎病、胃病等。由于慢性疾病病程长、流行广、发病人数多、治疗费用大、致残致死率高，与生态环境、文化习俗和生活方式等因素密切相关，已成为重大的公共卫生问题，直接影响着铁路职工的身心健康。

中国铁路总公司党组高度重视职工健康，落实党的群众路线，关心关爱铁路职工，印发了《职工健康行动计划》，全面推行"三个健康"新举措，有效促进职工健康管理工作。其基本思路是以"健康体检、健康宣传、健康维护"为中心，突出针对性措施，突出慢性病防治，突出行车人员健康，在思想理念、重视程度、实际操作上，规范、更新与提升健康保障措施水平。一是组织健康体检，筛查管理高危人群，实现疾病预警和"早期发现、早期预防、早期诊治"。二是开展健康宣传，进一步增强职工防病意识，提高职工健康知识知晓率，解决职工有病不知、不懂、不防、不治、不重视等问题。三是实施健康维护，采取有针对性地控制措施，改善生活方式，开展疾病防治和心理疏导，通过健康干预，提高健康水平，降低职工病死率。

2014年10月，按照总公司领导指示要求，劳卫部会同运输局机务部组成专题调研组，历时20天，深入哈尔滨、上海、郑州、广铁、成都铁路局12个基层站段，分别与机车（动车、客货）乘

第三编 常见疾病的防治

务员、调度员、检车员、接触网工、养路工等行车站段职工座谈，了解一线职工生产生活情况，转达党组对一线职工的关怀；调取了职工在岗因病死亡资料，全面分析在岗职工死亡原因及诱因；收集分析了10多万名职工体检资料、健康体检情况和课题研究资料，听取铁路局职工健康保障工作建议，查阅了国内外相关行业健康管理情况，全面掌握了铁路职工健康管理工作进展。

目前，全路职工健康体检率为69.5%，高血脂、肥胖、高血压、糖尿病等慢性病成为职工常见多发病，患病率分别为36.7%、27.0%、17.3%、6.2%。职工恶性肿瘤发病率为0.44%，慢性病防治知识知晓率仅为50%，职工慢性病治疗率为12%～70%之间，暴露出健康宣传缺乏有效性、体检项目针对性不强、体检后健康管理不到位等问题。近年来，职工在岗因病死亡有所上升，主要是心脑血管意外引起的猝死，主要原因是职工患有心

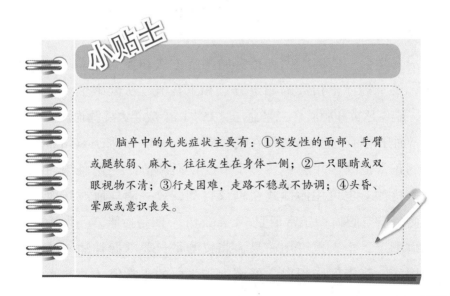

脑卒中的先兆症状主要有：①突发性的面部、手臂或腿软弱、麻木，往往发生在身体一侧；②一只眼睛或双眼视物不清；③行走困难，走路不稳或不协调；④头昏、晕厥或意识丧失。

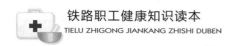

脑血管等基础病，防病意识和能力不足，缺乏系统性、规范化治疗所致。

慢性病是可防可控的，重点是推行健康生活方式，控制危险因素。一是要合理膳食，要使人们掌握营养素、维生素和能量的摄入标准，比如：合理搭配谷类与蔬菜摄入量，日摄食盐不要超过6克、食用油不超过30克等，以避免引起高血脂、肥胖或高血压。二是适当运动，要坚持体育锻炼，以能量消耗和运动时间为计算单位，借助运动时心率变化等客观指标，将锻炼项目与个人爱好相结合，科学设置运动项目和运动方法，提高健康体魄。三是禁烟限酒，吸烟影响个人和他人健康，是一种必须要用毅力加以克服的。成年男性日饮酒精量应不超过25克，相当于啤酒750 ml，或葡萄酒250 ml，或38度白酒75 g，或高度白酒50 g；成年女性更应减半。四是心理平衡，要学会心理疏导，掌握心理疏导的各类方法，解决紧张压力，避免精神因素影响健康。

要学会一些健康生理指标的测定方法和控制技术。一是体重，要掌握体重指数的测定方法和正常值，从健康生活方式入手，避免超重和肥胖。二是血压，35岁以上成年人要测血压，掌握正常血压指标，把血压控制在收缩压120 mmHg、舒张压80 mmHg以下的正常范围，并随年龄、季节变化而调节。三是血糖，可在医院检测。也可用便捷式血糖仪自测，放一滴耳血或指血，进行测量。空腹血糖正常值是6.1 mmol/L。四是血脂，一般由医院抽血测定，个人也可用简易血脂仪测量，要掌握甘油三酯、总胆固醇、高密度脂蛋白、低密度脂蛋白的正常值，并熟悉指标

第三编 常见疾病的防治

的提示意义。五是肺活量，也可以用简易测量仪测量肺活量，反映肺功能情况。这些简易可行的方法，也是防治慢性病的重要方法。

铁路系统防治慢性病的主要措施为：调整规范健康体检工作，建立职工健康档案，有针对性地开展健康宣传，做好重点人群筛查，开展职工心理疏导，加强慢性疾病防治，继续抓好健康休养，改善职工生产生活环境。其中筛查重点人群，重点是掌握高血脂、高血压、高血糖、肥胖职工健康状况，改善生活方式，通过饮食、运动等干预措施，消除危险因素。

要贯彻"职工健康行动计划"，推行"三个健康"新举措，提高职工健康体检兑现率、健康知识知晓率，调整职工禁忌人员岗位，达到"降三高、控体重"目标，减少和控制职工在岗因病死亡率，提高广大职工的健康素质。

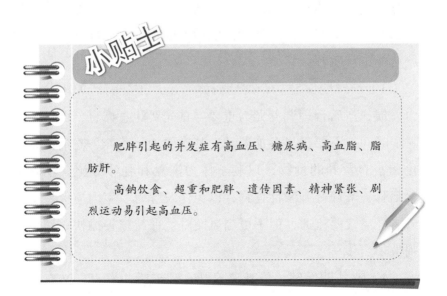

小贴士

　　肥胖引起的并发症有高血压、糖尿病、高血脂、脂肪肝。
　　高钠饮食、超重和肥胖、遗传因素、精神紧张、剧烈运动易引起高血压。

女性"四期"保健与妇科病的防治

女性的"四期"是指女性的经期、孕期、产褥期和哺乳期。

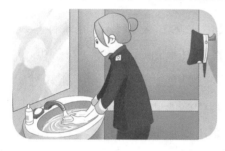

做好女性的"四期"保健,不仅关系到女性自身的健康,也关系到女性下一代的健康。

(1)经期保健。女性在月经期机体抵抗力明显下降,在此期间应注意保暖,避免受寒。月经期一般可照常工作,但不能过度疲劳,应避免过重的体力劳动或剧烈运动。已婚妇女经期应避免房事。

(2)孕期保健。怀孕后,生活起居要有规律,衣着要宽松,适当参加劳动,但应避免重体力劳动以及震动大、噪音强或接触有毒有害物质的劳动。怀孕后的前三个月要尽量避免房事,以免引起流产或早产。定期到医院做产前检查,以保护孕妇健康和胎儿的正常发育。

(3)产褥期保健。产褥期俗称"坐月子"。产妇因分娩使体力大损,产后合理调养尤为重要。首先要注意休息,保证足够的睡眠时间,不要过早参加劳动。其次要加强营养,吃清淡易于消化和富有营养的食物,以利于体力恢复和乳汁分泌。不吃生冷、肥腻、辛辣等刺激性食物,以免伤及脾胃。室内应保持安静和清洁,空气要流通,但不可当风而卧。保持精神愉快,切忌情感刺激。

(4)哺乳期保健。母乳喂养既有利于婴儿发育,又有利于

第三编 常见疾病的防治

产妇身体康复。产后半小时内即可开奶，保证母婴同室，按需哺乳。哺乳前要先洗手，然后用清水清洁乳头和乳晕。哺乳结束后挤出少许乳汁涂在乳头上，让乳头暴露在空气中自然晾干。哺乳时应两个乳房轮流喂养，让婴儿吸完一侧乳房后再吸另一侧。乳汁过多不能吸空时，应将余乳充分挤去。哺乳期虽无月经，但仍有可能怀孕，应做好避孕措施。

女性妇科病防治要做到以下几点。

（1）养成良好的卫生习惯。不使用公共的衣盆、浴池、浴巾等卫生洁具；不滥用不洁卫生纸；便后擦拭时宜从前向后擦；换洗内裤并放于通风处晾干；自己的盆具、毛巾自己专用；内裤与袜子不同盆清洗；洗澡宜用淋浴。

（2）少穿紧身或贴身的裤子如牛仔裤等，夏日宜穿裙子或宽松裤。内裤应选择棉质的，避免穿着紧身尼龙内裤。

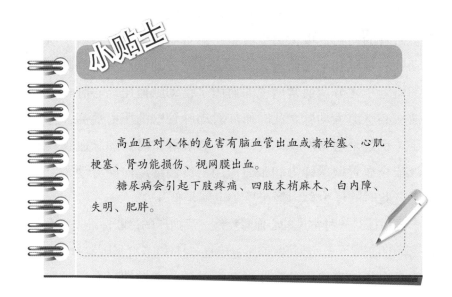

小贴士

高血压对人体的危害有脑血管出血或者栓塞、心肌梗塞、肾功能损伤、视网膜出血。

糖尿病会引起下肢疼痛、四肢末梢麻木、白内障、失明、肥胖。

（3）要锻炼身体，均衡饮食，不过食含糖量高的食品。

（4）要避免过多的人流刮宫和生育次数。

（5）要定期进行妇科检查。一般情况下，40岁以下的已婚妇女每两年检查一次，40岁以上的每年检查一次。

（6）在月经期、流产后30天禁止同房，否则容易引起盆腔感染及血倒流引起子宫内膜异位症，甚至引起不孕等。

（7）不要过度清洁。长期坐浴、冲洗阴道，可能会将细菌引入阴道，同时也会把正常的良性菌冲走，改变阴道的菌群，使人更容易受感染。

（8）夫妇双方都要养成良好的卫生习惯，特别要注重性器官的清洁。

高血压

血压是血管中流动的血液对血管壁的压力，它是推动血液流动于血管的动力，以供给全身组织器官血液与养分。由于血管分为动脉、静脉和毛细血管，所以，也就有动脉血压、静脉血压和毛细血管压之分。通常所说的血压是指动脉血压。心脏收缩时，血液从心脏流入动脉，此时血液对动脉管壁的压力最高，称为收缩压（也就是通常所说的高压）；心脏舒张时，动脉血管收缩，血液依靠血管壁的弹力和张力作用仍慢慢继续向前流动，但血压下降，此时的压力称为舒张压（也就是低压）。

高血压是一种常见的心血管疾病。高血压的诊断标准是，在非药物控制的前提下，一般将收缩压≥140 mmHg和/或舒张压≥90 mmHg，称为高血压。高血压分为原发性高血压和继发性高血压两类。原发性高血压是以血压升高为主要临床表现的综合征,占所有高血压的95%以上。继发性高血压是由某些确定的疾病或病因(如脑瘤、肾炎)而引起的血压升高,约占所有高血压的5%,其与原发性高血压不同,只要解决致病病因或者治好原发疾病,高血压体征就能得到明显缓解或者恢复。

高血压患者有头晕、头痛、眼花、耳鸣、失眠、乏力等症状。有时可有心前区不适,甚至心绞痛,或有过早搏动而引起的心悸。随病程进展,血压持续升高,出现心、脑、肾、眼等靶器官受损表现。

高血压的主要危害如下。

(1)脑:引起脑血管出血或栓塞。

(2)心:引起心肌梗塞。

(3)肾:造成肾功能损害,甚至尿毒症。

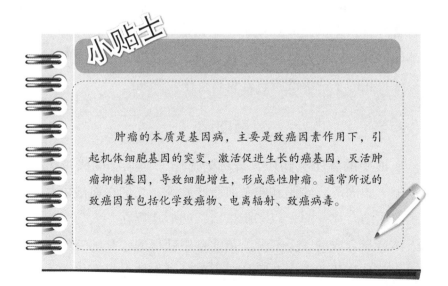

小贴士

肿瘤的本质是基因病,主要是致癌因素作用下,引起机体细胞基因的突变,激活促进生长的癌基因,灭活肿瘤抑制基因,导致细胞增生,形成恶性肿瘤。通常所说的致癌因素包括化学致癌物、电离辐射、致癌病毒。

（4）眼：造成眼底血管痉挛性收缩，动脉血管狭窄、硬化等，出现视物不清、视网膜出血、渗出或神经乳头水肿。

高血压的预防措施主要是改善生活方式。

（1）饮食疗法：提倡饮食以新鲜蔬菜和粮食为主，追求饮食多样化。配合适量肉类、鱼类、蛋类、奶类制品。尽量用植物油，每日不超过25毫升；还可以补充钾1 000毫克和钙400毫克。

（2）降低食盐量：每日食盐量控制在4～6克，大约为1个啤酒瓶盖的容量。

（3）戒烟、限酒：日摄入啤酒量不宜超过1瓶，白酒以不超过1两为宜。

（4）控制体重和增加运动：尽量把体重指数控制在25以下。较好的运动方式是低或中等强度的有氧运动，一般每周坚持运动3～5次，每次30～60分钟为宜。

（5）养成良好的生活习惯：大便要通畅，每天定时排便，多食含纤维素多的蔬菜和粗粮，比如萝卜、地瓜、燕麦等；避免突然改变体位；情绪要稳定；根据天气变化随时增减衣服，不用过冷或过热的水洗澡洗脸；避免高空作业。

高血脂

血液中的脂肪类物质，统称为血脂。血浆中的脂类包括甘油三酯、胆固醇、磷脂和非游离脂肪酸等，它们在血液中与不同的蛋白质结合在一起，以"脂蛋白"的形式存在。大部分胆固醇是人体自身合成的，少部分是从饮食中获得的。甘油三酯恰恰相反，大部分是从饮食中获得的，少部分是人体自身合成的。脂类

第三编 常见疾病的防治

是人体所需的重要营养素之一,它与蛋白质、碳水化合物是产能的三大营养素,在供给人体能量方面起着重要作用。脂类也是人体细胞组织的组成部分,如细胞膜、神经髓鞘都必须有脂类参与。

高脂血症是一种全身性疾病,是指血中甘油三酯(TG)、总胆固醇(TC)过高,高密度脂蛋白胆固醇(HDL-C)过低,低密度脂蛋白胆固醇(LDL-C)过高,现代医学称之为血脂异常。脂质不溶或微溶于水,必须与蛋白质结合以脂蛋白形式存在,因此,高脂血症通常为高脂蛋白血症,即血清脂蛋白浓度升高。目前已经公认的高脂血症,包括高甘油三酯血症、高胆固醇血症及二者都高的复合性高脂血症。

高脂血症对身体的损害是隐匿、逐渐、进行性和全身性的。它的主要危害是导致动脉粥样硬化,进而导致众多的相关疾病,

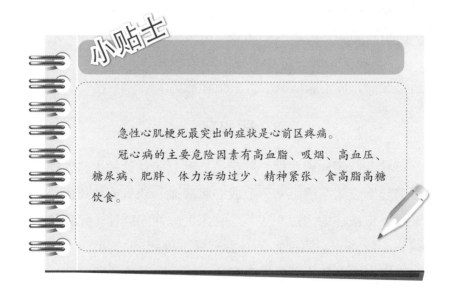

急性心肌梗死最突出的症状是心前区疼痛。
冠心病的主要危险因素有高血脂、吸烟、高血压、糖尿病、肥胖、体力活动过少、精神紧张、食高脂高糖饮食。

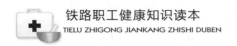

其中最常见的一种致命性疾病就是冠心病。大量研究资料表明，高脂血症是脑卒中、冠心病、心肌梗死、心脏猝死等独立而重要的危险因素。严重乳糜微粒血症可导致急性胰腺炎，是另一致命性疾病。此外，高脂血症也是引发高血压、糖耐量异常、糖尿病的一个重要危险因素。高脂血症还可导致脂肪肝、肝硬化、胆石症、胰腺炎、眼底出血、失明、周围血管疾病、跛行、高尿酸血症等疾病。

引起高血脂的因素有：超重或肥胖；糖尿病、甲减、多囊卵巢综合征等；饮酒过量；高饱和脂肪酸与反式脂肪酸饮食；体力运动不足；吸烟；药物（避孕药、雌激素、糖皮质激素、抗焦虑药）等，这些都是可控因素。此外，遗传性因素也会引起该病。

高血脂的预防包括以下两个方面。

（1）饮食控制。饮食控制是预防高血脂的重要措施，在饮食上一定要注意低脂、低糖、低热量、低蛋白，多吃素食、谷物等。严格控制脂肪的摄入，尤其是动物脂肪的摄入。

（2）运动消耗。运动可以将脂类转化为热量燃烧，使得储存脂类变少，皮下脂肪减少，血脂降低。

冠心病

冠状动脉粥样硬化性心脏病是心脏冠状动脉发生血管硬化病变而引起管腔狭窄或阻塞，造成心肌缺血、缺氧或坏死而导致的心脏病，常被称为"冠心病"。临床上分为隐匿性（无症状）冠心病、心绞痛、心肌梗塞、心力衰竭、猝死5种类型。本病多见于40岁以上中老年人，男女患病比例2∶1，其中心肌梗塞、猝死

第三编 常见疾病的防治

是急性危重病症,常引起职工因病在岗死亡。

冠心病是多因素引起的疾病。一是脂肪浸润。粥样硬化来自于血脂,其通过冠状动脉的细胞吞饮、受体结合和破损、间隙渗透等情况,堆积于冠状动脉中,产生不溶性沉淀。二是血小板聚集和血栓形成。在血小板源性生长因子等多种物质作用下,形成血栓,或被机化而沉积于血管壁。三是损伤反应学说。由于高血压与血管走行角度影响,产生血流动力学的湍流,在各种因素作用下,发生损伤,使血脂、血小板黏附聚集而形成粥样硬化。

因此,影响冠心病的主要危险因素是血脂,也与高热量、高脂肪、高糖饮食有关,其次是高血压,另外,还与糖尿病、肥胖、吸烟、体力活动过少、精神紧张等因素有关。

冠心病的临床症状如下。

(1)心绞痛:突感心前区疼痛,多为发作性绞痛或压榨

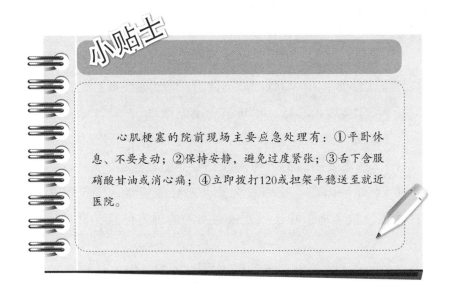

心肌梗塞的院前现场主要应急处理有:①平卧休息、不要走动;②保持安静,避免过度紧张;③舌下含服硝酸甘油或消心痛;④立即拨打120或担架平稳送至就近医院。

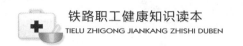

痛,也可为憋闷感;持续3~5分钟,疼痛从胸骨后或心前区开始,向上放射至左肩、臂,甚至小指和无名指;发作常由过度劳累、情绪激动、饱食、寒冷、吸烟等诱发。休息或舌下含服硝酸甘油可缓解。

(2)心肌梗塞:主要原因是冠状动脉血供急剧减少或中断,造成心肌严重、持久缺血而坏死。心肌梗塞的病情轻重与梗塞的大小、部位、侧支循环情况密切有关。临床表现有持续的胸骨后绞痛、压榨痛或憋闷感,含服硝酸甘油无缓解;患者常伴有大汗、烦躁不安、恐惧或有濒死感。伴有发热、心动过速等全身症状和恶心、呕吐等胃肠道症状;白细胞计数和血清心肌酶增高,心电图进行性改变;可发生心律失常、休克或心力衰竭,属冠心病的严重类型。

冠心病和其他心脑血管疾病一样,大多由不良的生活习惯和饮食习惯引发,因此改变不良生活方式,建立正确的生活习惯非常重要。

(1)均衡饮食。不要暴饮暴食,以低盐、低胆固醇、低脂肪及高纤维饮食为主,少量饮酒或不饮酒,特别要注意不饮烈性酒。

(2)学会放松心情,尽量避免情绪激动。

(3)戒烟。

(4)患者要随身携带药盒或必要的急救药品。

(5)如果出现心绞痛、头晕、恶心等症状,应立即含服硝酸甘油等急救药物,并找一处较为安静的地方休息,及时到医院诊治。

(6)要注意保暖,不要随意减少衣服。冠心病患者受寒冷的刺激，会使动脉收缩，减少心脏供血，同时，寒冷可使心脏供需血量增加，两者促使心肌缺血，诱发心绞痛。

（7）接受正规的治疗。

（8）维持正常的排泄习惯，避免便秘，避免闭气用力解便。

肥胖

医学上定义的肥胖，是指身体一定程度的明显超重和脂肪层过厚，是人体的脂肪尤其是甘油三酯积聚过多而导致的一种状态，也叫肥胖症。可分为单纯性肥胖和继发性肥胖两大类。其中单纯性肥胖是指由遗传、饮食和运动习惯等因素引起的一种慢性代谢性疾病，医学上也可把它称为原发性肥胖，占肥胖者的99%以上。继发性肥胖是指由于其他疾病所导致的肥胖，如下丘脑性肥胖、垂体性肥胖、甲状腺功能低下性肥胖、库欣综合征导致的

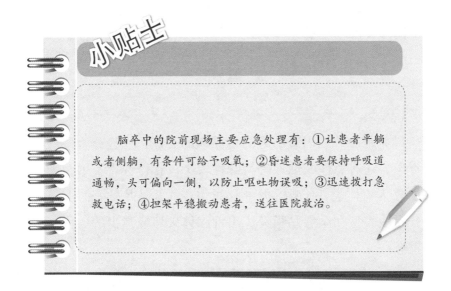

小贴士

脑卒中的院前现场主要应急处理有：①让患者平躺或者侧躺，有条件可给予吸氧；②昏迷患者要保持呼吸道通畅，头可偏向一侧，以防止呕吐物误吸；③迅速拨打急救电话；④担架平稳搬动患者，送往医院救治。

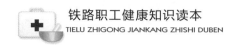

肥胖等。

目前肥胖的发病机理还不是很清楚。只要摄入的能量多于消耗的能量，体内脂肪细胞的体积和细胞数就会增加，而引起单纯性肥胖，并在某些局部过多的沉积脂肪。

肥胖可引起其他类疾病，其主要并发症为高血压、冠心病、糖尿病、高脂血症、脂肪肝、肥胖并发生殖—性功能不全等。

肥胖的主要预防治疗为控制和减少体重，主要方法如下。

（1）饮食控制，减少摄入。一是用低热食品代替高热食品，如用鸡蛋、牛奶、豆制品代替糖多、油大的点心。不吃巧克力、奶油冰激凌。二是增加蔬菜摄入，补充各种维生素。如芹菜、油菜、冬瓜、西葫芦等。三是优先消减主食。主食和肥肉一样，吃得过多都会引起单纯性肥胖。四是减少糖多、油大食品。如甜点心、油炸食品、西式快餐、甜饮料等。

（2）有氧锻炼，如步行、慢跑、有氧操、舞蹈、骑自行车、跳绳、爬楼梯等。

胃病

1.胃炎

胃炎是由致病因素引起的胃黏膜的炎症，一般分为急性、慢性胃炎，还有急性腐蚀性等特殊性胃炎。在慢性胃炎中，由侵害部位分为胃体炎（A型胃炎）和胃窦炎（B型胃炎）；由侵害深度分为浅表型和全层黏膜炎；出现腺体破坏或减少的，称为萎缩性胃炎。

（1）急性胃炎：主要表现是胃黏膜的糜烂和出血，多由创伤等应激反应，口服阿司匹林等药物、酒精、铁剂等口服液，缺血，胆汁反流，幽门螺旋杆菌感染等病因引起。大多没有自觉症状，常见有出血（呈少量、间歇性），确诊有赖于胃镜检查，主要采取针对病因的相应治疗措施，一旦发生大出血，应先止血，再采取相关治疗措施。

（2）慢性胃炎：一般没有胃黏膜的糜烂。B型胃炎主要由幽门螺旋杆菌感染引起，少数由胆汁反流、消炎药物、吸烟和酒癖引起，炎症由浅变深、变重，可形成萎缩性胃炎。A型胃炎很少见，主要由自身免疫反应引起，有胃酸缺乏征象。

临床上慢性胃炎多无明显症状。部分有消化不良，出现上腹饱胀不适、餐后隐痛、嗳气、泛酸、呕吐等症状。A型胃炎可出现明显厌食和体重减轻，可伴有贫血，确诊主要依靠胃镜检查和胃黏膜活检，A型胃炎还可检查血中抗壁细胞抗体，以辅助诊断，无

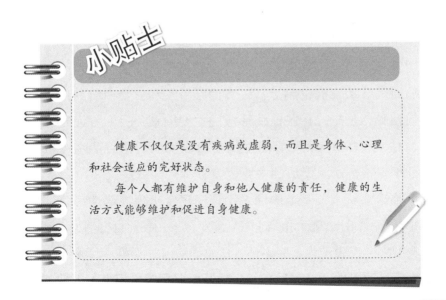

健康不仅仅是没有疾病或虚弱，而且是身体、心理和社会适应的完好状态。

每个人都有维护自身和他人健康的责任，健康的生活方式能够维护和促进自身健康。

特殊治疗。B型胃炎治疗主要是灭菌治疗,国内外倡导三联或四联疗法。

此外,有的患者,检查发现的肠腺化生,主要是指胃腺转变成肠腺样(特点是含杯状细胞多),如形成不典型性增长,达到中度水平,可能是癌前病变。对于胃黏膜之肠化和不典型增生,这类病变是可逆的,应消除恐癌心理。应用胡萝卜素、维生素C以及叶酸治疗,可帮助其逆转,但须做定期随访。

2.消化道溃疡

消化道溃疡是指发生在胃和十二指肠球部的慢性溃疡,不同于胃炎的糜烂,特点是黏膜缺损超过了粘膜肌层。该病南方高于北方,城市高于农村。胃溃疡多发生于中老年,而十二指肠溃疡发生于青壮年。该病特点:慢性过程且反复发作;呈周期性,间隔几周、几月或几年发作;有季节性,多在秋冬和冬春之交发病;上腹痛呈节律性。

主要病因是幽门螺旋杆菌感染引起,其次是胃酸分泌过多、阿司匹林等消炎药物引起。也存在着遗传、应激、心理、吸烟等致病原因。从发病机制上:一方面是胃酸和胃蛋白酶的侵袭力,损伤粘膜,是十二指肠溃疡形成的主要因素;另一方面是黏膜屏障、黏液—HCO_2屏障等防卫因子力量削弱,是胃溃疡(胃酸分泌处于正常范围)形成的主要因素。

临床症状主要是上腹痛。①胃溃疡常出现规律性疼痛,餐后半小时至1小时出现(相当于餐后痛),下一餐前自行消失,有的呈不典型疼,仅表现为上腹不适、厌食、嗳气、泛酸。②十二指肠溃疡疼痛呈节律性,早餐后1~3小时开始上腹痛(相当于饥饿疼),

第三编 常见疾病的防治

午餐前或进食缓解，餐后2～4小时又痛。两者均有午夜疼。

检查体征：上腹有压痛点，而疼痛缓解后无明显体征。胃镜检查可明确诊断。此外，胃溃疡患者胃酸分泌正常或稍低，十二指肠溃疡患者胃酸分泌过多；两者检测胃泌素高于正常值，幽门螺旋杆菌检测呈阳性，X线钡餐可见龛影。该病要与功能性消化不良、胃泌素瘤、癌性溃疡相鉴别。

消化道溃疡较严重的并发症是出血、穿孔、幽门梗阻、癌变。其中，出血占20%，主要是溃疡侵蚀造成毛细血管破裂引起。穿孔是最严重的并发症，可造成剧烈疼痛，引发腹膜炎，应在穿孔后6～8小时内手术治疗；超过24小时预后恶劣。幽门梗阻是由于炎症消肿和幽门平滑肌痉挛，而引起暂时性梗阻，或由溃疡后形成瘢痕收缩而形成持久性，多有胃排空延迟、餐后疼痛加剧、呕吐等症状。癌变可继发于胃溃疡，约1%的几率，一般45

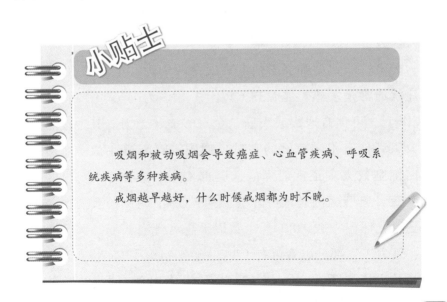

吸烟和被动吸烟会导致癌症、心血管疾病、呼吸系统疾病等多种疾病。

戒烟越早越好，什么时候戒烟都为时不晚。

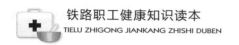

岁以上、长期胃溃疡、粪隐血阳性、8周治疗无效的,要注意癌变可能。

治疗原则是消除病因、控制症状、促进愈合、防止复发和避免并发症。

传染性非典型肺炎

传染性非典型肺炎又称严重急性呼吸综合征,简称SARS,是一种因感染SARS冠状病毒引起的新的呼吸系统传染性疾病,目前已被我国列为法定乙类传染病。SARS冠状病毒很可能来源于动物,由于外界环境的改变和病毒适应性的增加而跨越种系屏障传染给人类,并实现了人与人之间的传播。临床表现主要为发热、头痛、肌肉酸痛、乏力、干咳少痰等,严重者可出现呼吸困难,甚至因多个脏器功能衰竭而死亡。本病具有较强的传染性,易在家庭和医院出现聚集发病现象,少数"超级传染者"可感染数人至数十人。

传染性非典型肺炎潜伏期一般在两周内,平均2～10天。首发症状通常是发热(体温38℃以上),多为高热,并可持续1～2周以上,可伴有寒颤或头痛、全身酸痛、乏力等其他症状,大部分患者伴有不同程度的咳嗽、咽痛等呼吸道症状。血液化验时白细胞数大多正常或降低,胸部X线片显示出不同程度的肺炎改变。典型病例病程可分为三期:①早期:一般为1～7天,起病急,体温一般>38℃,半数以上患者伴有头痛、关节肌肉酸痛、乏力等,部分患者可有干咳、胸痛、腹泻等症状,部分患者可闻及少许湿啰音。绝大多数患者7天内出现X线胸片的肺部阴影。②进展期：多在8～14天，发热及感染中毒症状持续存在，肺部病变进行性加重，表现为胸闷、气促、呼吸困难，活动后尤重。X线胸片肺部阴影发展迅速，常为多叶病变，少数患者出现ARDS。③恢复期：体温渐降，临床症状缓解，肺部病变开始吸收，多数患者经2周左右的恢复，可达出院标准，肺部阴影的吸收需较长的时间，少数重症患者可能在相当长的时间内遗留限制性通气功能障碍和肺弥散功能下降，但大多可在出院后2～3个月内恢复。

传染性非典型肺炎的预防方法如下。

（1）控制传染源：SARS的传染源主要是患者，因此在疫情流行期间及早隔离患者是疫情控制的关键。要做到早期发现，早期隔离，早期治疗。

（2）切断传播途径：SARS的传播主要是通过人与人之间传播，因此切断这一途径是控制SARS的关键。

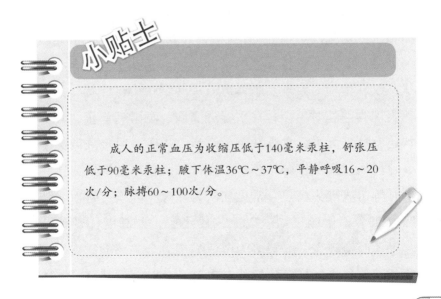

成人的正常血压为收缩压低于140毫米汞柱，舒张压低于90毫米汞柱；腋下体温36℃～37℃，平静呼吸16～20次/分；脉搏60～100次/分。

（3）保护易感人群：目前没有可供普遍接种的疫苗。医护人员和其他人员进入病区时，应注意做好防护工作。

（4）在SARS流行期间的个人预防措施如下。尽量避免前往人群聚集的场所。通风良好：保持室内空气流通，经常开窗通风。乘公共汽车或出租车要开窗通风。注意个人卫生：勤洗手，保持双手清洁，并用正确方法洗手，用皂液、流水洗手，时间在30秒以上。双手被呼吸系统分泌物弄污后（如打喷嚏后）应洗手。应避免触摸眼睛、鼻及口，如需触摸，应先洗手。注意均衡饮食、定时进行运动，以增强身体的抵抗力。公共场所经常使用或触摸的物品定期用消毒液浸泡、擦拭消毒。

肺结核

肺结核是由结核分枝杆菌引发的慢性传染病，可累及全身多个器官，但以肺部受累最为常见。本病病理特点是结核结节和干酪样坏死，易形成空洞。临床上多呈慢性过程，少数可急起发病。

肺结核并无非常特异性的临床表现，有些患者甚至没有任何症状，仅在体检时发现。患者可有一些结核中毒症状，如夜间盗汗，表现为熟睡时出汗，几乎湿透衣服，觉醒后汗止，其他全身症状还有疲乏无力、食欲缺乏、消瘦、失眠、月经失调甚至闭经等。急性血行播散性肺结核、干酪性肺炎、空洞形成或伴有肺部感染时等可表现为高热。常见症状为咳嗽、咳痰、咯血、胸痛、呼吸困难等，干咳三周或以上，伴痰血，要高度怀疑肺结核可能。患者咳痰较少，一般多为白色黏痰，合并感染、支气管扩张常咳黄脓痰，干酪样液化坏死时也有黄色脓痰，甚至可见坏死物

第三编 常见疾病的防治

排出,当结核坏死灶累及肺毛细血管壁时,可出现痰中带血,如累及大血管,可出现量不等的咯血。肺结核并发结核性胸膜炎会引起较剧烈的胸痛,与呼吸相关。晚期肺结核,两肺病灶广泛引起呼吸衰竭或伴右心功能不全时常出现较严重的呼吸困难。

肺结核的预防方法如下。

(1)加强宣教与健康管理。

(2)控制传染源。这是控制结核病流行的关键环节。主要是通过肺结核病例的早期发现、早期进行强有效的化学治疗,加强肺结核的化学治疗管理,使排菌的肺结核患者失去传染性,保护健康人群免受结核菌感染。

(3)保护易感人群。卡介苗接种:卡介苗是一种无毒牛型结核菌的活菌疫苗,接种后人体获得一定的免疫力,对结核病有一定的特异性抵抗力。卡介苗在预防儿童结核病,特别是那些可

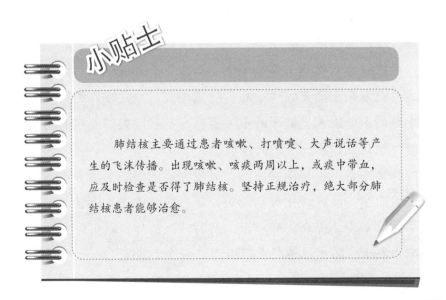

小贴士

　　肺结核主要通过患者咳嗽、打喷嚏、大声说话等产生的飞沫传播。出现咳嗽、咳痰两周以上,或痰中带血,应及时检查是否得了肺结核。坚持正规治疗,绝大部分肺结核患者能够治愈。

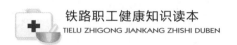

能危及儿童生命的严重类型,如结核性脑膜炎、血行播散型结核等方面具有相当的效果,但对成人的保护有限,不足以预防感染和发病。

（4）药物预防。针对感染结核菌并存在发病高危因素的人群进行药物预防,主要对象包括:HIV感染者;与新诊断为传染性肺结核有密切接触史且结核菌素试验阳性的幼儿;未接种卡介苗的5岁以下结核菌素试验阳性的儿童;结核菌素试验强阳性且伴有糖尿病或矽肺者;与传染性肺结核有密切接触的长期使用肾上腺皮质激素和免疫抑制剂的患者。

脑卒中

脑血管疾病是由于脑部血管突然破裂或因血管阻塞造成血液循环障碍而引起脑组织损害的一组疾病的总称。常见的原因是动脉粥样硬化,其次是高血压病伴发的动脉病变,还有心脏病、血液病、动静脉畸形、肿瘤等。

急性脑血管疾病又称脑卒中、脑血管意外或中风。该病起病急,具有发病率高、致残率高、死亡率高、复发率高的特点。脑卒中是严重危害人类健康的重大疾病,是我国人口死亡的第二大原因,给社会和家庭带来沉重负担。

脑卒中是可以早期预防的,只要养成健康的生活方式,控制血压、血脂、动脉硬化等基础病,掌握脑卒中先兆症状,了解脑卒中防治知识,提高防病意识,及时就医治疗,就可以有效避免脑卒中发生,防止导致严重后果而造成终生遗憾。

（1）综合预防:尽早改变不健康的生活方式,主动地控制各种致病的危险因素,做到合理膳食、戒烟限酒、平衡心理、适当运动。老年人腹泻、大汗、失血等情况,要注意补充液体,以防止血液黏稠、血流缓慢。

(2)控制好血压:高血压病是引起脑卒中的最重要的元凶,高血压病患者应经常测量血压。降压目标为普通高血压患者应将血压降至<140/90 mmHg;伴有糖尿病或肾病患者最好降至<130/80 mmHg。具体情况依医生来定。

(3)防治动脉粥样硬化:40岁以上男性和绝经期后女性应每年进行血脂检查;血脂异常患者首先应改变生活方式,无效者在专科医生指导下采用药物治疗。

(4)控制血糖:糖尿病患者发生脑卒中的可能性较一般人群成倍增加,高血糖可进一步加重脑卒中后的脑损害。因此,糖尿病患者应在专科医师指导下严格控制好血糖。

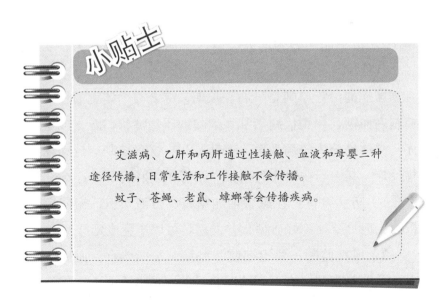

小贴士

艾滋病、乙肝和丙肝通过性接触、血液和母婴三种途径传播,日常生活和工作接触不会传播。

蚊子、苍蝇、老鼠、蟑螂等会传播疾病。

（5）定期健康体检：有心脏病的人易发生脑卒中。研究表明，无论在何种血压水平，有心脏病的人发生脑卒中的危险都要比无心脏病者高2倍以上。中老年人每年应进行健康体检，进行心脑血管疾病的筛查，以便早期发现心脏病，早期治疗。

糖尿病

糖尿病是一组以慢性血糖水平增高为特征的代谢疾病群。由于胰岛素分泌缺陷和（或）胰岛素作用缺陷而引起，造成糖、蛋白质、脂肪代谢异常，出现"三多一少"（多饮、多尿、多食、体重少）特点。糖尿病并发症可引起眼、肾、神经、心脏、血管等组织的慢性进行性病变。严重时可发生急性代谢紊乱，如酮症酸中毒、高渗性昏迷等。

糖尿病是常见病、多发病，其患病率随人们生活水平的提高、人口老龄化、生活方式的改变而迅速增加。世界卫生组织（WHO）将糖尿病分为四大类型，分别是Ⅰ型糖尿病、Ⅱ型糖尿病、其他特殊类型糖尿病和妊娠期糖尿病。

糖尿病的治疗原则是早期、长期、综合与个体化治疗。目标是控制高血糖，纠正代谢紊乱，消除糖尿病症状，防止或延缓并发症。具体措施为防病教育、血糖监测、饮食控制、运动疗法和药物治疗。其中药物治疗为口服降糖药和注射胰岛素。

（1）防病教育：让患者增加糖尿病防治知识，糖尿病尚不能根治，但只要控制好血糖，并发症是可以避免或延缓的。

（2）血糖监测：要定期监测血糖，掌握体重、血压、血脂和血黏稠度等指标。有下列情况之一的属重点人群，宜进行血糖筛查。即血糖异常，血脂异常，年龄≥40，超重、肥胖，糖尿病患者一级亲属，出生巨大儿，妊娠糖尿病史，高血压，心脑血管疾病患者等。

（3）饮食控制：部分轻型糖尿病患者仅用饮食治疗可控制病情。控制三大营养素按比例、分餐次摄入，同时，提倡摄入富含纤维素的食品，可延缓食物吸收，降低餐后血糖高峰，有利于改善血糖、血脂代谢紊乱，并促进胃肠蠕动，防止便秘。每日饮食中纤维素含量以不少于40克为宜，如食用绿叶蔬菜、豆类、块根类、粗谷物、含糖成分低的水果等。

（4）运动治疗：增强体育活动可改善机体对胰岛素的敏感性，最好是以中低等强度有氧运动为宜。要持之以恒，每周5次，每次半小时为宜。

（5）药物治疗：要在医生指导下用药。

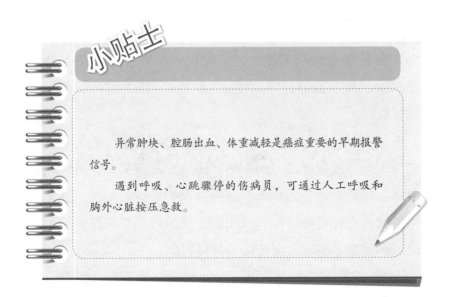

小贴士

异常肿块、腔肠出血、体重减轻是癌症重要的早期报警信号。

遇到呼吸、心跳骤停的伤病员，可通过人工呼吸和胸外心脏按压急救。

脊椎病

脊椎疾病是中老年的常见病，如腰椎间盘突出、颈椎病等。

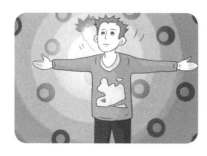

随着年龄的增长，脊椎的骨质、椎间盘、韧带、肌肉易发生退行性病变（老化），进而压迫脊髓、脊神经、血管等，增加脊椎的负担，从而引起颈、腰、腿痛甚至神经损害，进而影响工作能力和生活质量。

脊椎病的预防保健方法如下。

（1）姿势要正确。坐姿要做到挺胸收腹，重心落在骨盆上。颈部保持正直，微微前倾，不要扭转、倾斜，保持舒适自然姿势。站时躯干要挺直，肩臂要舒展。睡觉时最好是以仰卧为主，侧卧为辅，左右交替。

（2）适当活动。长时间低头伏案工作或长时间单一体位工作者，要经常变换一下体位。工作1～2小时左右，站起来适当地活动颈、肩、腰部，做深呼吸、扩胸、挺直躯干等，舒展背肌与腹部肌肉。

（3）养成良好习惯。不宜头靠在床头或沙发扶手上看书、看电视等。选择硬度适中的床垫，能支撑起腰部，保护腰椎的生理曲线。用枕要适当，枕头要有弹性，中央应略凹进，颈部应充分接触枕头并保持略后仰，枕头的下缘最好垫在肩胛骨的上缘，不使颈部悬空。侧卧时应使枕头与肩同高。

（4）注意保暖。寒冷刺激会使肌肉血管痉挛，加重颈、腰部疼痛。在秋冬季节，最好穿高领衣服、高腰裤，夜间睡眠时应防止颈、肩、腰部受凉；在炎热季节，空调温度不能太低，不要出汗后直接吹冷风或进入空调房。

（5）避免损伤。不要在车上打瞌睡；乘交通工具时，应采取侧坐或半侧坐姿势，防止紧急停车的躯体损伤。工作时应避免强力负重。保持正常体重，减轻脊椎负担。

（6）坚持体育运动。运动前做好准备活动。颈、腰部旋转运动宜轻柔缓慢，幅度要适当控制。要加强腿部力量锻炼，以有效分担腰背部的负担。

（7）坚持功能锻炼。一是提颈缩颈，肩部自然向上提，同时颈部向下缩停留3～5秒，再自行放松，重复10次。二是环绕颈项。颈放松，呼吸自然，缓慢转动头部，顺时针与逆时针方向交替进行，重复10次。三是左右活动颈项，重复20次。四是前后活

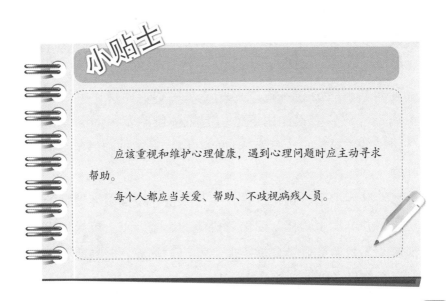

应该重视和维护心理健康，遇到心理问题时应主动寻求帮助。每个人都应当关爱、帮助、不歧视病残人员。

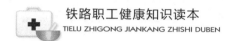

动颈部，重复10次。

颈椎病患者进行保健操锻炼时需要在医生的同意下进行。强度不要太大，以免拉伤颈部的肌肉，加重颈椎病。

肿瘤

肿瘤是在各种致瘤因素作用下，机体局部组织的细胞在基因水平上失去对其生长的正常调控，导致异常增生而形成的新生物。它是一种常见病、多发病、慢性病，一般分为良性肿瘤和恶性肿瘤两大类。其中良性肿瘤对机体的影响较小，主要表现为局部压迫和阻塞症状；而恶性肿瘤是危害人类健康最严重的疾病，医学上称为癌症，它是恶性病，潜伏期长，早期较难发现，症状明显时多数已到中晚期。

目前，恶性肿瘤已经成为危害人类健康的第一杀手，是中国乃至全球面临的最大公共卫生问题。我国恶性肿瘤发病第一位的是肺癌，其次为胃癌、结直肠癌、肝癌和食管癌，中国是全球癌症高发区域之一，癌症严重威胁人民群众的身体健康。

肿瘤的本质是基因病，主要是在化学致癌物、电离辐射、致癌病毒等致癌因素作用下，引起机体细胞基因的突变，激活促进生长的癌基因，灭活肿瘤抑制基因，导致细胞增生，形成恶性肿瘤。

恶性肿瘤由于分化不成熟，生长较快，浸润破坏器官的结构和功能，并可发生转移，因而对机体的影响严重。可导致患者身体消瘦、无力、贫血、食欲不振、发热，形成"恶异质"，严重情况下会使患者脏器功能受损，甚至死亡。

第三编 常见疾病的防治

癌症的预防措施如下。

（1）戒烟。烟雾中的烟焦油、尼古丁、亚硝胺类等有害物质具有致癌性，20%～30%的癌症与吸烟有关，特别是男性肺癌，因此，戒烟是防癌的重要措施。

（2）合理膳食。水果中的果胶、黄酮等物质具有防癌作用，可增加新鲜水果蔬菜的摄入。减少油、盐消耗和油炸食品的摄入，少食用熏烤、盐腌食品，避免食入致癌物质。

（3）规律运动。运动强度不要太大，别把运动当任务，要有规律，能够坚持，以感到愉快为宜，这种运动方式可以提升人体免疫功能。

（4）疫苗接种。接种乙肝疫苗可以预防乙肝病毒感染，防止肝硬化、肝癌。国外部分国家妇女接种人类乳头状瘤病毒疫苗，以预防宫颈癌的发生。

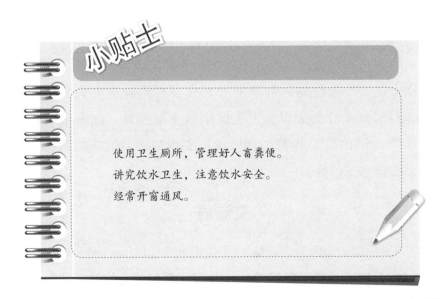

使用卫生厕所，管理好人畜粪便。
讲究饮水卫生，注意饮水安全。
经常开窗通风。

（5）定期体检。癌症如果能早发现、早治疗，治愈率可达80%以上。重视针对肿瘤的健康检查，要通过体检达到早期发现的目的。

（6）掌握家族疾病风险。癌症与遗传有关系，乳腺癌、卵巢癌、肠癌是遗传比例最高的三大肿瘤，要注意监测筛查。

（7）了解癌症报警信号。如乳房内无痛肿块或乳头排出血性液体；有吞咽梗阻感或胸骨后烧灼感；干咳或痰中带血；便血或排便异常；无痛性血尿；持续性声音嘶哑；黑痣迅速增大或破溃出血；不明原因的进行性体重减轻等"报警信号"，要进一步到医院检查。

（8）保持好心情。现代医学发现，癌症好发于一些受到挫折后长期处于精神压抑、焦虑、沮丧、恐惧、悲伤等情绪紧张的人。精神心理因素虽不能直接致癌，但因心理影响而降低机体的免疫力，从而增加癌症的发病率。因此，保持良好的心情、知足常乐、少忧郁、保持乐观的心态是防癌的有效措施。

肿瘤离我们很近，却并不可怕。它其实就像高血压、糖尿病一样，是一种慢性病，并非不治之症。要消除对癌症的错误认知，对癌症治疗的恐惧，养成健康的生活方式，注重早发现、早诊断、早治疗，提高生存质量，实现减缓并最终控制癌症死亡率增长这一目标。

艾滋病

艾滋病是人类因为感染人类免疫缺陷病毒（Human Immunodeficiency Virus，HIV）后导致免疫缺陷，并发一系列机会性感染及肿瘤，严重者可导致死亡的综合征。1983年,人类首次发现HIV,使其成为严重威胁世界人民健康的公共卫生问题。目前,艾滋病已经从一种致死性疾病变为一种可控的慢性病。

在我国,将HIV感染分为急性期、无症状期和艾滋病期。

1. 急性期

通常发生在初次感染HIV后2~4周左右。临床主要表现为发热、咽痛、盗汗、恶心、呕吐、腹泻、皮疹、关节痛、淋巴结肿大及神经系统症状。多数患者临床症状轻微,持续1~3周后缓解。此期在血液中可检出HIV RNA和P24抗原,而HIV抗体则在感染后数周才出现。

2. 无症状期

可从急性期进入此期,或无明显的急性期症状而直接进入此期。

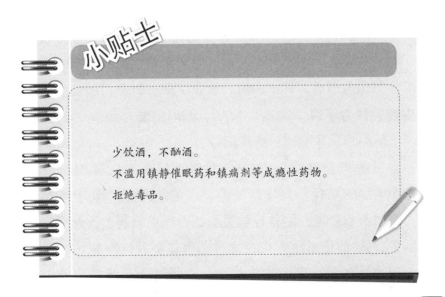

小贴士

少饮酒,不酗酒。
不滥用镇静催眠药和镇痛剂等成瘾性药物。
拒绝毒品。

此期持续时间一般为6～8年。但也有快速进展和长期不进展者。此期的长短与感染病毒的数量、型别，感染途径，机体免疫状况等多种因素有关。

3. 艾滋病期

艾滋病期为感染HIV后的最终阶段。患者的CD_4^+T淋巴细胞计数明显下降，多<200/mm³，HIV血浆病毒载量明显升高。此期主要临床表现为HIV相关症状、各种机会性感染及肿瘤的常见症状。

（1）HIV相关症状主要表现为持续一个月以上的发热、盗汗和腹泻，体重减轻10%以上。部分患者表现为神经精神症状，如记忆力减退、精神淡漠、性格改变、头痛、癫痫及痴呆等。另外还可出现持续性全身性淋巴结肿大，其特点为：① 除腹股沟以外有两个或两个以上部位的淋巴结肿大；② 淋巴结直径≥1 cm，无压痛，无黏连；③ 持续时间3个月以上。

（2）各种机会性感染及肿瘤的常见症状表现为发热、盗汗、淋巴结肿大、咳嗽咳痰咯血、呼吸困难、头痛、呕吐、腹痛腹泻、消化道出血、吞咽困难、食欲下降、口腔白斑及溃疡、各种皮疹、视力下降、失明、痴呆、癫痫、肢体瘫痪、消瘦、贫血、二便失禁、尿潴留、肠梗阻等。

常见的机会性感染有：① 呼吸系统，卡氏肺孢子虫肺炎（PCP）、肺结核、复发性细菌、真菌性肺炎；② 中枢神经系统，隐球菌脑膜炎、结核性脑膜炎、弓形虫脑病、各种病毒性脑膜脑炎；③ 消化系统，白色念珠菌食道炎及巨细胞病毒性食道炎、肠炎；沙门氏菌、痢疾杆菌、空肠弯曲菌及隐孢子虫性肠炎；④口腔，鹅口疮、舌毛状白斑、复发性口腔溃疡、牙龈炎等；⑤皮肤、淋巴结，带状疱疹、传染性软疣、尖锐湿疣、真菌性皮炎、甲癣、淋巴结结核；⑥眼部，巨细胞病毒性及弓形虫性视网膜炎。

常见的肿瘤有子宫颈癌、恶性淋巴瘤、卡波氏肉瘤等。

艾滋病的预防方法如下。

（1）传染源的管理：高危人群应定期检测HIV抗体，医疗卫生部门发现感染者应及时上报，并应对感染者进行HIV相关知识的普及，以避免传染给其他人。感染者的血液、体液及分泌物应进行消毒。

（2）切断传播途径：避免不安全的性行为，禁止性乱交，取缔娼妓。严格筛选供血人员，严格检查血液制品，推广一次性注射器的使用。严禁注射毒品，尤其是共用针具注射毒品。不共

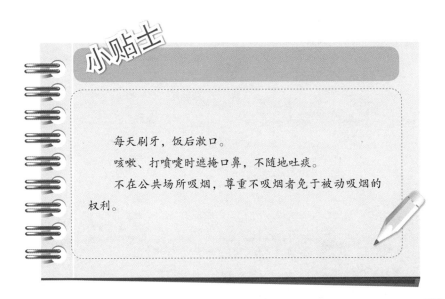

每天刷牙，饭后漱口。
咳嗽、打喷嚏时遮掩口鼻，不随地吐痰。
不在公共场所吸烟，尊重不吸烟者免于被动吸烟的权利。

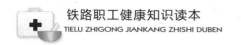

用牙具或剃须刀。不到非正规医院进行检查及治疗。

（3）保护易感人群：提倡婚前、孕前体检。对HIV阳性的孕妇应进行母婴阻断。包括产科干预（终止妊娠，剖宫产）+抗病毒药物+人工喂养。医务人员严格遵守医疗操作程序，避免职业暴露。出现职业暴露后，应立即向远心端挤压伤口，尽可能挤出损伤处的血液，再用肥皂液和流动的清水冲洗伤口；污染眼部等黏膜时，应用大量生理盐水反复对黏膜进行冲洗；用75%的酒精或0.5%碘伏对伤口局部进行消毒，尽量不要包扎。然后立即请感染科专业医生进行危险度评估，决定是否进行预防性治疗。如需用药，应尽可能在发生职业暴露后最短的时间内（尽可能在2小时内）进行预防性用药，最好不超过24小时，但即使超过24小时，也建议实施预防性用药。最后，还需进行职业暴露后的咨询与监测。

知识链接 脑卒中的早期识别与院前急救

急性脑血管病的特点是起病急骤、短时间内病情可能迅速恶化，如未及时治疗会危及生命或者加重残疾程度。因此，早期识别、尽快送医就显得尤为重要。

1. 卒中的早期识别

出血性脑血管病多于活动中起病，如激动、用力等，表现为突发头痛、恶心、呕吐、言语障碍、偏瘫，甚至抽搐、昏迷等。

缺血性脑血管病多在安静状态下起病，如睡眠中，表现为偏瘫、言语障碍、头晕、恶心等，大血管梗塞也可出现头痛、呕吐，大面积的梗塞同样致命。

2. 卒中的院前急救

判断可能为脑血管病时应立刻寻求医疗救援，我们需要做如下事情。

一是第一时间呼叫急救中心，注意说明详细地址、患者的主要表现，如果患者过于肥胖应做特殊声明以便急救车携带专用的搬运器材。呼叫后应有人在大的路口接应，以避免耽误时间。需要强调的是，私家车送诊有一定的弊病，首先遇交通阻塞时没有优先通过的权限，其次一旦患者病情变化得不到急救医生的有效处置。

二是让患者平卧，胡乱搬动患者可以使病情加重；松解领扣，保持呼吸通畅；当患者呕吐时应将其头部转向一侧，及时清理呕吐物，拿掉口腔内的假牙，以免发生窒息；如果患者全身抽搐，在防止坠床的同时不要用力按压患者的肢体，以免造成骨折；如果患者抽搐时牙关紧闭，有舌咬伤的可能，此时应将毛巾卷垫于上下牙齿之间。

三是为争取时间，原则上应该把患者送到就近医院。但是如果患者被判断为脑梗塞并且发病是在3～6小时之内，就应当紧急送患者去有溶栓治疗条件的医院，以争取得到有效治疗。

第四编 铁路职业防护

职业病主要有哪些种类

法定职业病有尘肺病、职业性放射性疾病、职业中毒、物理因素所致职业病、生物因素所致职业病、职业性皮肤病、职业性眼病、职业性耳鼻喉口腔疾病、职业性肿瘤和其他职业病10大类,共计115种。

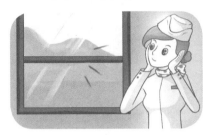

一、尘肺

①矽肺;②煤工尘肺;③石墨尘肺;④炭黑尘肺;⑤石棉肺;⑥滑石尘肺;⑦水泥尘肺;⑧云母尘肺;⑨陶工尘肺;⑩铝尘肺;⑪电焊工尘肺;⑫铸工尘肺;⑬根据《尘肺病诊断标准》和《尘肺病理诊断标准》可以诊断的其他尘肺。

二、职业性放射性疾病

①外照射急性放射病;②外照射亚急性放射病;③外照射慢性放射病;④内照射放射病;⑤放射性皮肤疾病;⑥放射性肿瘤;⑦放射性骨损伤;⑧放射性甲状腺疾病;⑨放射性性腺疾病;⑩放射复合伤;⑪根据《放射性疾病诊断总则》可以诊断的其他放射性损伤。

三、职业中毒

①铅及其化合物中毒(不包括四乙基铅);②汞及其化合物中毒;③锰及其化合物中毒;④镉及其化合物中毒;⑤铍病;⑥铊及其化合物中毒;⑦钡及其化合物中毒;⑧钒及其化合物中毒;⑨磷及其化合物中毒;⑩砷及其化合物中毒;⑪铀中毒;⑫

第四编 铁路职业防护

砷化氢中毒；⑬氯气中毒；⑭二氧化硫中毒；⑮光气中毒；⑯氨中毒；⑰偏二甲基肼中毒；⑱氮氧化物中毒；⑲一氧化碳中毒；⑳二硫化碳中毒；㉑硫化氢中毒；㉒磷化氢、磷化锌、磷化铝中毒；㉓工业性氟病；㉔氰及腈类化合物中毒；㉕四乙基铅中毒；㉖有机锡中毒；㉗羰基镍中毒；㉘苯中毒；㉙甲苯中毒；㉚二甲苯中毒；㉛正己烷中毒；㉜汽油中毒；㉝一甲胺中毒；㉞有机氟聚合物单体及其热裂解物中毒；㉟二氯乙烷中毒；㊱四氯化碳中毒；㊲氯乙烯中毒；㊳三氯乙烯中毒；㊴氯丙烯中毒；㊵氯丁二烯中毒；㊶苯的氨基及硝基化合物（不包括三硝基甲苯）中毒；㊷三硝基甲苯中毒；㊸甲醇中毒；㊹酚中毒；㊺五氯酚（钠）中毒；㊻甲醛中毒；㊼硫酸二甲酯中毒；㊽丙烯酰胺中毒；㊾二甲基甲酰胺中毒；㊿有机磷农药中毒；51氨基甲酸酯类农药中毒；52杀虫脒中毒；53溴甲烷中毒；54拟除虫菊酯类农药中毒；55根

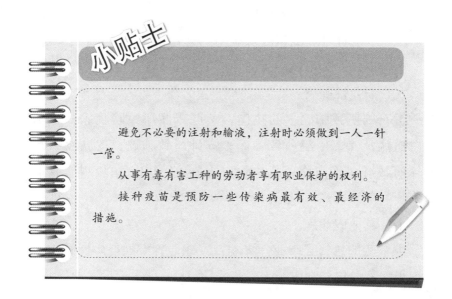

避免不必要的注射和输液，注射时必须做到一人一针一管。

从事有毒有害工种的劳动者享有职业保护的权利。

接种疫苗是预防一些传染病最有效、最经济的措施。

据《职业性中毒性肝病诊断标准与处理原则》可以诊断的职业性中毒性肝病；㊺根据《职业性急性化学物中毒诊断总则》可以诊断的其他职业性急性中毒。

四、物理因素所致职业病

①中暑；②减压病；③高原病；④航空病；⑤手臂振动病。

五、生物因素所致职业病

①炭疽；②森林脑炎；③布氏杆菌病。

六、职业性皮肤病

①接触性皮炎；②光敏性皮炎；③电光性皮炎；④黑变病；⑤痤疮；⑥溃疡；⑦化学性皮肤灼伤；⑧根据《职业性皮肤病诊断标准》可以诊断的其他职业性皮肤病。

七、职业性眼病

①化学性眼部灼伤；②电光性眼炎；③职业性白内障（含放射性白内障、三硝基甲苯白内障）。

八、职业性耳鼻喉口腔疾病

①噪声聋；②铬鼻病；③牙酸蚀病。

九、职业性肿瘤

①石棉所致肺癌、间皮瘤；②联苯胺所致膀胱癌；③苯所致白血病；④氯甲醚所致肺癌；⑤砷所致肺癌、皮肤癌；⑥氯乙烯所致肝血管肉瘤；⑦焦炉工人肺癌；⑧铬酸盐制造业工人肺癌。

十、其他职业病

①金属烟热；②职业性哮喘；③职业性变态反应性肺泡炎；④棉尘病；⑤煤矿井下工人滑囊炎。

常见职业危害因素有哪些

职业病危害因素包括：职业活动中存在的各种有害的物理、化学、生物因素，以及在作业过程中产生的其他职业有害因素。

1. 物理性因素

（1）电离辐射如工业探伤用的X射线，放射性同位素仪表，如料位计的Y射线等。

（2）非电离辐射如高频热处理时的高频电磁场，电焊、氩弧焊、等离子焊时产生的紫外线，加热金属、玻璃时产生的红外线等。

（3）噪声如来自机械力（固体或液体表面的振动）、气体湍流、电动力及磁动力等。如催化"三机"室、加热炉、高压蒸汽放空、泵、球磨机、粉碎机、机械传送带、电气设备等。

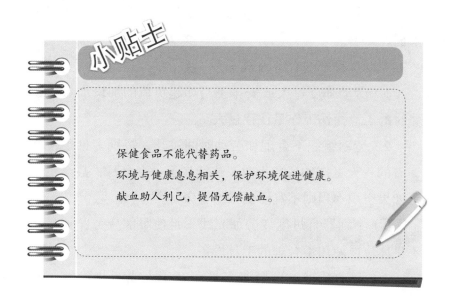

保健食品不能代替药品。
环境与健康息息相关，保护环境促进健康。
献血助人利己，提倡无偿献血。

（4）异常气象条件高温，如热油泵房、催化剂生产的焙烧岗位、加氢催化剂反应器内操作、夏天进入油罐车或油槽车内作业等；低温，如石蜡成型的冷库。

（5）振动如循环压缩机转动；使用风动工具，如锻锤、风锤；电锯、捣固机；研磨作业的砂轮机、铣床、镟床；交通运输工具，如汽车、摩托车、火车等。

2. 化学性因素

（1）生产性粉尘在生产过程中产生的，较长时间悬浮在生产环境空气中的固体微粒，称为生产性粉尘。如矽尘、滑石尘、电焊烟尘、石棉尘、聚氯乙烯粉尘、玻璃纤维尘、腈纶纤维尘等。

（2）生产性毒物生产过程中产生的存在于工作环境空气中的化学物质称为生产性毒物。有的为原料，有的为中间产品，有的为产品。常见的有氯、氨等刺激性气体、一氧化碳、氰化氢等窒息性气体，铅、汞等金属类毒物，苯、二硫化碳等有机溶剂。

3. 劳动过程中的有害因素

（1）劳动强度过大或安排不当如超负荷的加班加点，还有检修时的工业探伤工作量往往过大。

（2）劳动组织不合理如劳动时间过长，特别多见于检修期间，有的一天工作10～12小时，连续10天、半个月，甚至更长时间，如果组织不当则不利于员工的健康。

（3）个别器官过度疲劳如光线不足使眼部疲劳，长时间处于不良体位或使用不合理的工具设备。

（4）劳动精神过度紧张多见于新工人或新装置投产试运

行，或生产不正常时。如重油加氢，高压，硫化氢浓度大，易发生燃烧、爆炸和中毒，新工人紧张，老工人在试运行期间也十分紧张。

4. 卫生条件和技术措施不良的有关因素

（1）自然环境因素如炎热季节的太阳辐射，长时间头部受照而发生中暑。

（2）生产场所设计不合理如车间布置不当，有毒与无毒岗位设在同一工作间；厂房矮小、狭窄，设计时没考虑必要的卫生技术设施，如通风、换气或照明等。

（3）环境污染因素如氯碱厂泄漏氯气，处于下风侧的无毒生产岗位的工人，吸入了氯气；化肥厂的氨气泄漏，同样也可使处于下风侧的其他工种工人受害。

（4）防护措施缺乏、不完善或效果不好如一些包装厂房或

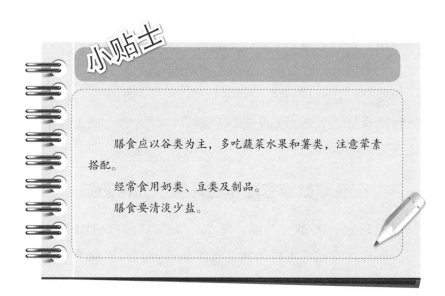

膳食应以谷类为主，多吃蔬菜水果和薯类，注意荤素搭配。

经常食用奶类、豆类及制品。

膳食要清淡少盐。

操作岗位，往往缺乏防尘、防毒、防噪声等措施，特别是聚丙烯粉料、硅酸铝催化剂等包装时粉尘飞扬。

（5）缺乏安全防护设备和必要的个人防护用品。

5.生物性因素

生物性有害因素指细菌、寄生虫或病毒所引起的与职业有关的某些疾病。

在夏季高温酷热作业环境下如何防护

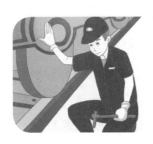

在夏季作业，必须供给足够的含盐饮料。一般每日供水量3.5升，盐20克左右。需要注意的是饮水时不可快饮暴饮，要少量多次，每次饮水量最好为150～200毫升，水温以15℃～20℃为宜。在饮食方面应适当多吃优质蛋白质含量高的瘦肉、鱼和豆制品、含钾丰富的豆类和含钙镁丰富的鸡蛋、虾皮、牛奶以及含维生素丰富的水果和蔬菜等。

应保持工作环境通风。加强个人防护，工作服应选择耐热、通气性能良好、导热系数小的织物制成，宜宽大，便于操作。并保证有充足的睡眠。

在冬季低温寒冷作业环境下如何防护

保温防寒。冬季气温低，手部、头部、颈部、脚部较易受冻，因而应注意这些部位的防寒保温，可随时摩擦双手和耳朵，适时垫脚、锻炼。忌穿潮湿的衣服、鞋袜，同时，手脸洗完要擦

第四编 铁路职业防护

干后方可外出。手、脸等暴露部位,可以涂一些油性大的护肤霜。

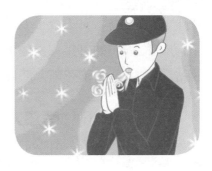

注重食物保健。冬季宜多吃些富含维生素A的食物,如猪肝、禽蛋、鱼肝油等,还可常吃芝麻(麻油)、黄豆、花生等食物。适当多吃高蛋白、高热量、高脂肪的食物,可有效提高御寒能力。

探伤人员如何防护

严格按照职业规程操作,做好职业防护,如按工作需要穿戴铅衣、铅围裙、铅帽、铅眼镜、铅手套等。随时调整遮线器,尽量缩小照射野,严禁工作人员身体任何部位进入照射野。定期进

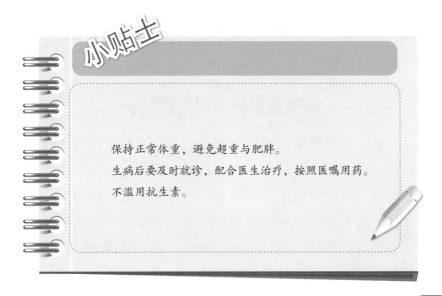

小贴士

保持正常体重,避免超重与肥胖。
生病后要及时就诊,配合医生治疗,按照医嘱用药。
不滥用抗生素。

行护具的检查,对不合乎要求的护具,立即更换。按要求定期进行防护检查,如每年一次的健康体检等。适当增加营养,增加室外活动,避免过于劳累,严格休假管理。

喷漆人员如何防护

一是工作环境一定要通风良好;二是严格遵守操作规程,个人防护用品一定要穿戴整齐,做到"三紧",即领口、袖口、袜口要紧,天气炎热时不能随意减掉保护用品,更不能"赤膊上阵";三是工作场所不要喝水、吃东西和吸烟,有吸烟不良嗜好的职工,一定要加以克制;四是工作结束后,及时更换脱下来的防护用品,并归整到固定地方,个人用品专人专用,不能穿上工装吃饭、休息、逛街等,也不能穿时才用,平时锁起来不管,应及时清洗;五是及时用温水清洗鼻腔、口腔、双手、脸等,有淋浴设施及时洗淋浴澡;六是注意加强营养,平时多吃些新鲜蔬菜和水果,多喝绿茶、菊花茶、绿豆汤、生理盐水等。

接触酸碱溶液时如何防护

一是工作场所通风换气良好。二是作业时严格遵守操作规程,穿好防护服,戴防护手套、口罩、帽子,根据工作实际和作业环境,有必要时戴防护眼镜。三是养成良好的习惯,不能把茶杯、饭盒敞开放在操作间,喝水、吃东西时,尽量远离有酸、碱溶液的环境。四是工作结束后,及时清洗手、脸等易暴露的皮肤,有条件时最好洗淋浴澡,注意水温不要过高,水温

第四编 铁路职业防护

高会促使有害物质经皮肤吸收。若不小心，酸溶液溅到皮肤上，应先用干净布迅速拭去，然后用大量水冲洗，最后再涂抹碳酸氢钠稀溶液；进入眼睛，直接用大量水冲洗，边洗边眨眼。

接触粉尘时如何防护

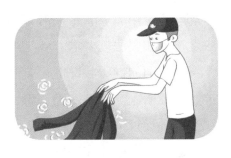

首先作业时穿戴好防护服、防护口罩；其次及时用湿抹布、湿拖把等清除工作环境中的粉尘；三是工作结束后，及时更换防护服，脱下的防护服不要随手一扔，应在室外无人处，戴上口罩充分抖落防护服上的粉尘；四是用流动水清洗手、脸等

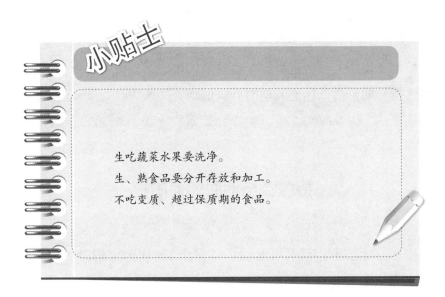

生吃蔬菜水果要洗净。
生、熟食品要分开存放和加工。
不吃变质、超过保质期的食品。

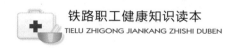

易暴露的皮肤，并反复冲洗口腔、鼻腔，尽量咳出喉咙中的痰液。

接触苯、汽油、柴油等清洗液或溶剂时如何防护

苯、汽油、柴油等清洗液或溶剂具有挥发性、可溶性和易燃性等特性，在检修车间、设备车间会经常用到。健康防护应注意以下几个方面。①车间通风换气良好。②配备防护服、防护帽、口罩等防护用品。③定期对车间进行监测，确保逸散在空气中的浓度符合相关法规要求。④定期对职工进行健康体检，监测职工在工作期间的健康状况变化，制定科学合理的操作规程，进而保护职工健康。⑤个人防护：工作时，一定要穿防护服装，严格遵守操作规程；工作场所严禁吸烟，吸烟既吸进了香烟中的毒物，同时也吸进了漂浮在空气中的有害物质；不要在工作场所喝水、吃东西，以减少有害物质借消化道进入肌体；养成良好的习惯，不把茶杯、饭盒等敞开放在操作间，也不能着工装就餐，甚至于完工后，叫上三朋四友工装不脱，手、脸不洗，豪吃狂饮，这样不但增加了皮肤、呼吸道吸收有害物质的机会，也增加了消化道吸收有害物质的机会，加上酒精对肝脏的伤害，实为自我摧残健康；工作结束后，应及时清洗手、脸等易暴露的皮肤，条件许可最好洗淋浴澡。

接触蓄电池时如何防护

蓄电池中含有铅、镍、镉等金属和酸、碱等电解液，如果不注意健康防护，就有可能给人体带来不同程度的伤害，所以工作中应注意采取必要的防范措施。①室内要通风良好，尽量减少

第四编 铁路职业防护

空气中粉尘、金属微粒、废气等停留的时间和浓度。②定期对环境进行监测。③防止滴、漏、渗、流等现象，接触溶液时需戴防护手套、口罩，穿防

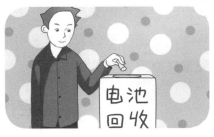

护服，避免液体沾到或溅到皮肤上。④废旧蓄电池不要乱扔，按要求堆放和回收。⑤定期进行健康检查，了解健康状况、早期发现疾病线索和健康隐患，采取有效措施。⑥注意每天养成定时排便的习惯，缩短粪便在肠道内的停留时间，及时排出粪便中的毒素。每天清晨空腹喝一杯温开水，有利于大便通畅以及毒素从尿液中排出；每天到室外空气清新处做深呼吸运动，深吸气时缓缓抬起双臂，然后主动咳嗽，使气流从口、鼻中喷出，咳出痰液；平时多食用或饮用一些有益于减少体内毒物的食品或饮品，如动

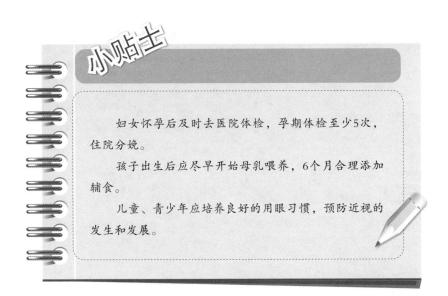

妇女怀孕后及时去医院体检，孕期体检至少5次，住院分娩。

孩子出生后应尽早开始母乳喂养，6个月合理添加辅食。

儿童、青少年应培养良好的用眼习惯，预防近视的发生和发展。

物血、海带、紫菜、韭菜、无花果、胡萝卜、黄瓜、魔芋、黑木耳等；吃东西不要太快，多咀嚼，这样能分泌较多唾液，中和各种毒性物质，排出更多毒素。

高空作业禁忌

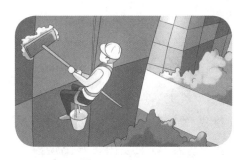

高空作业人员的身体条件要符合安全要求。患有高血压病、心脏病、贫血、癫痫病等人员不适合从事高空作业；疲劳过度、精神不振和思想情绪低落人员要停止高空作业；严禁酒后从事高空作业。未经过专门的业务培训、未取得特种作业资格证书的人严禁从事高空作业。

知识链接 PM 2.5 小知识

生活中，很多人对PM 2.5一知半解，仅知道它对人体是有害的。其实，PM是英文Particulate Matter的简称，是颗粒物的意思。PM 2.5就是在空气中的直径为小于或等于2.5微米的所有固体颗粒或液滴的总称。由于这些颗粒都比较小，所以我们的肉眼是看不到的。

PM 2.5是雾霾中影响人体健康的狠角色，那么这个狠角色究竟是由哪些物质组成的呢？

1. 有机碳和碳化合物

有机碳和碳化合物是组成PM 2.5的主要成分。其中，这些碳的成分在雾霾中少量以一氧化碳、二氧化碳气体的形式存在，更多的是以各种碳化合物的形式附在颗粒上面，如一氧化碳是无色、无味的气体，具有毒性，进入人体后会和血液中的血红蛋白结合，产生碳氧血红蛋白，进而使血红蛋白不能与氧气结合，从而引起机体组织出现缺氧，导致人体窒息死亡，也就是我们俗称的"煤气中毒"，不过值得庆幸的是，PM 2.5里一氧化碳的含量所占比例极低，对人体的危害不大，而二氧化碳则更多的是造成温室效应的危害。

2. 硝酸盐、硫酸盐、铵盐、钠盐等

在PM 2.5中，存在很大一部分比例的化合物是硫酸盐、硝酸盐、铵盐、钠盐等细微颗粒，这些颗粒能直接进入并黏附在人体上下呼吸道和肺叶中，引起鼻炎、支气管炎等病症。长期处于这种环境下还会诱发肺癌。此外，PM 2.5中的这些化合物若在空气中遇见雨水会增加雨水的酸性,当雨水打到我们肌肤上就会侵蚀我们的肌肤。

3. 重金属元素

PM 2.5中含有很多重金属元素,如汞、铅、砷、镉等。这些重金属元素部分溶解于苯的有机物,形成脂肪烃、芳烃、多环芳烃和醇、酮、酸、脂等反应物,进入人体后可激活沉睡的癌细胞,使人易患上癌症。

在雾霾天气里外出,我们应该佩戴专业的防尘口罩,以减少有害物质对呼吸系统的侵袭。

下面推荐几款优质的防霾口罩。

品牌	生产国	适合对象
respro 口罩	英国	骑行者
Kowa 三次元口罩	日本	分男款、女款
3M 口罩	韩国	挂耳式,适合大众
重松口罩	日本	挂脖式,舒适性更强,适合大众

不过,必须提醒的是,佩戴防尘口罩时长不宜过长,到室内应及时取下,如有呼吸困难、头晕目眩等情况发生,也应及时摘下防尘口罩,并将自己的症状及时告诉身边的人,谨防意外发生。

通常情况下,专业的防尘口罩由于透气性较差和佩戴者没有长期佩戴的习惯,从而使佩戴者容易产生缺氧的现象。因此,非专业人士佩戴防尘口罩不宜超过2小时,对于特殊人群(如儿童、老年人、孕妇、患有呼吸系统疾病和心血管疾病的人)来说,防尘口罩更是要谨慎佩戴,佩戴时间应相对缩短,以免引发其他的负面影响。

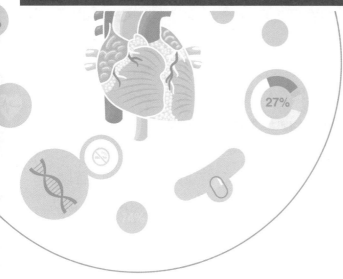

第五编 突发伤病的救助方法

中暑如何处理

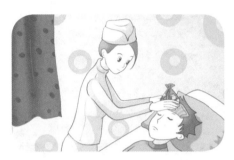

中暑是指在高温环境下，人体不能正常调节体温而发生的机体代谢紊乱的急性症状。造成中暑的因素有人的自身因素和环境因素。有些人身体承受力差，还有一些人身体素质差，体弱、肥胖、先天性汗腺缺乏等。他们容易疲劳、饥饿、失水、失盐，所以极易中暑。客观原因如在高温车间工作、通风不畅、露天作业、直接在烈日下曝晒、公共场所通风设备缺乏等，这些因素都会使人的身体散热减慢，甚至不能散热，而导致中暑。中暑按程度可分为先兆中暑、轻症中暑、重症中暑。重症中暑主要为失水失钠所引起的周围循环衰竭，表现以昏眩、面色苍白、皮肤湿冷、脉细弱、血压下降为常见。

中暑的救助措施如下。

（1）发生中暑后，立即把患者移至阴凉、通风处，静卧。

（2）解开患者衣扣、腰带等，敞开上衣，用电扇、冰袋、酒精等给患者降体温。

（3）在患者太阳穴上涂抹清凉油、风油精等，或口服仁丹、十滴水、藿香正气水等中药。体温高时用30%乙醇或凉水擦浴。

（4）丧失意识的患者让其侧卧，开放气道，出现心脏骤停者立即实施心肺复苏。

（5）针灸合谷、足三里等穴位。

第五编 突发伤病的救助方法

（6）尽快叫救护车，在专业医生的帮助下抢救。

冻伤如何处理

冻伤是人体遭受低温侵袭后发生的损伤。冻伤与寒冷、潮湿、局部血液循环不畅和抗寒能力下降有关。局部冻伤多见于肢体局部损伤。全身冻伤表现为体温下降，皮肤苍白水肿，全身肌肉僵硬，呼吸、心跳微弱甚至停止。

冻伤的救助措施如下。

（1）现场救护动作要迅速，抢救要及时。若有条件，马上把患者送进温暖的房间，给患者喝热水，以提高体温。

（2）将冻伤的部位浸泡在38℃～40℃的温水中。患肢颜色发红时，可停止浸泡。注意浸泡时间不宜过长。

（3）伤肢肿胀较重或已有炎症时，将健康一侧的肢体放入

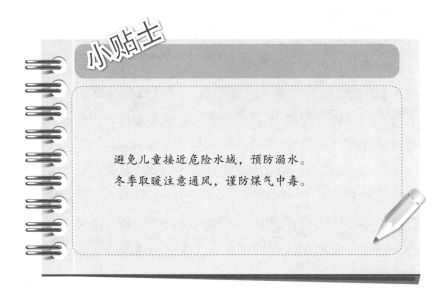

避免儿童接近危险水域，预防溺水。
冬季取暖注意通风，谨防煤气中毒。

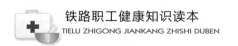

温水浸泡。若局部有水泡,不要弄破,待其自然消退。

(4)无热水浸泡,可将冻伤部位放在自己或急救人员怀中取暖,以恢复血液循环。

(5)若患者心跳、呼吸停止,立即实施心肺复苏,同时注意对患者保温。

烫伤与烧伤如何处理

烫伤和烧伤事故常见于日常生活中,尤其是3岁以下儿童的烧伤更为多见,如能及时采取救助手段,可有效减缓伤害程度。烧伤严重程度可分为四级。轻度烧伤:总面积小于10%的二度烧伤。中度烧伤:总面积10%～30%的二度烧伤,或三度面积小于10%。重度烧伤:总面积在30%～50%,或三度烧伤面积在10%～20%,或全身情况严重或已有休克;或有复合伤或合并伤;或有化学中毒;或有吸入性损伤。特重烧伤:总面积在50%以上,或三度烧伤面积在20%以上。

烫伤与烧伤的救助措施如下。

(1)烫伤后,要迅速除去热源,离开现场,在第一时间用清水冲洗伤口10分钟以上。如果烫伤较轻无伤口,可用獾油、烫伤药膏或牙膏涂在患处。

(2)对烧伤者,在隔断热源后,立即脱去着火的衣物并灭火,将伤肢浸入5℃～15℃的冷水中20分钟。应尽量使其呼吸畅通,然后小心除去伤者创面及周围的衣物、皮带、手表、项链、戒指、鞋等。对粘在创面的衣物等,应先用冷水降温后,再慢慢地除去。

第五编 突发伤病的救助方法

（3）当遇到严重烫伤或烧伤患者时，应用敷料（如清洁的布料等）遮盖伤处，立即送往医院救治。

电击如何处理

电击是指电流对人体的损伤，主要是电热所致的灼伤和强烈的肌肉痉挛，影响到呼吸中枢及心脏，引起呼吸抑制或心搏骤停。轻者头昏、心悸、四肢肌肉收缩无力、面色苍白，严重电击伤可出现昏迷、持续抽搐、心室纤颤，可能致残，直接危及生命。

电击的救助措施如下。

（1）发现有人触电，应立即拉下电源开关或拔掉电源插头，若无法及时找到电源开关或断开电源时，可用干燥的竹竿、木棒等绝缘物挑开电线，使触电者迅速脱离电源。

（2）急救人员要注意自我保护，如在潮湿处要穿绝缘鞋、

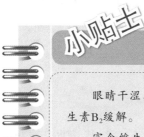

眼睛干涩、不适等症状可以通过补充维生素A和维生素B_2缓解。

富含维生素A的食物有动物肝脏、瘦肉、牛奶、蛋黄等；胡萝卜、番茄、菠菜、西兰花、韭菜等深颜色的蔬菜含有β-胡萝卜素，可以转化成维生素A。维生素B_2在食物中分布广泛，粮食、肉类、蛋类、奶制品、豆制品、蔬菜和水果都含有维生素B_2。

戴绝缘手套等,确保自身安全情况下再进行急救。

(3)将脱离电源的触电者迅速移到通风干燥处仰卧,将其上衣、腰带放松,观察触电者有无呼吸、脉搏。必要时做心电监护。

(4)若触电者呼吸及心搏均停止时,应在做人工呼吸的同时实施心肺复苏抢救,及时叫救护车,送医途中绝对不能停止施救。

休克如何处理

休克是指心源性、感染性、低血容量性或过敏性因素使得循环血量急剧减少,或血管收缩障碍,导致血液对人体重要器官组织灌注不足的一种循环衰竭状态。休克发生时可表现为皮肤苍白,肢体湿冷,出大汗,脉搏细弱难以找

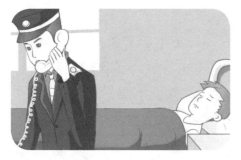

到,呼吸急促,意识模糊,嗜睡,甚至很快进入昏迷状态等。可有感染、失血、脱水、过敏、心脏病、创伤等发生休克的病因。

休克的救助措施如下。

(1)迅速判断休克原因,对因处置。

(2)松开患者衣扣,让患者平卧,头后仰并偏向一侧,保持呼吸道的通畅,防止吸入呕吐物。有条件的马上吸氧。

(3)不随意搬动或打扰患者,头部受伤、呼吸困难的患者可稍微抬高床头,心源性休克伴心力衰竭的患者可取半卧位。一般情况可稍抬高下肢,以利于血液回流心脏。

(4)对出血引起的休克,必须马上止血。

第五编 突发伤病的救助方法

（5）给低体温者保暖，高热者降温。

（6）紧急呼叫救护车，送就近医院诊治。

脑卒中如何处理

脑卒中，又称脑中风或脑血管意外，是一组以脑部缺血及出血性损伤症状为主要临床表现的疾病，该病起病急，病死和病残率高，是老年人三大死因之一。脑卒中多发于40岁以上原有动脉粥样硬化、高血压病、脑血管畸形、心脏病的患者。主要分为出血性脑卒中和缺血性脑卒中两大类，以脑梗死最为常见。

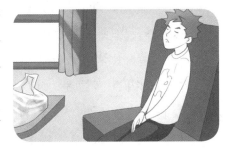

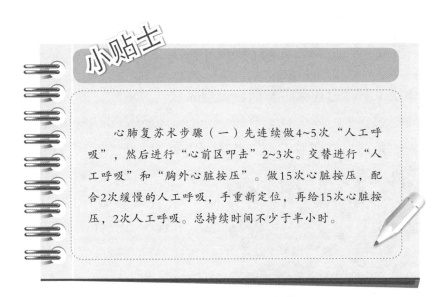

心肺复苏术步骤（一）先连续做4~5次"人工呼吸"，然后进行"心前区叩击"2~3次。交替进行"人工呼吸"和"胸外心脏按压"。做15次心脏按压，配合2次缓慢的人工呼吸，手重新定位，再给15次心脏按压，2次人工呼吸。总持续时间不少于半小时。

诱发脑卒中的发病因素有环境与气候、精神刺激、运动和劳累、不良生活习惯等。识别脑卒中通常根据患者的先兆症状和典型表现来判定，例如，剧烈头痛、呕吐、偏瘫、失语、意识障碍及大小便失禁等。

脑卒中的救助措施如下。

（1）避免搬动及晃动患者，尽量不让患者倒下，如果发病急倒地，不要生硬扶患者站起。

（2）解开患者衣领，头抬高30°躺下。有条件的给予吸氧。

（3）如果患者昏迷，应保持呼吸道畅通。如果有义齿等口腔异物，将其取出，随时清理患者的呕吐物，以免堵塞、咽入食管。

（4）呼吸、心搏骤停者立即进行心肺复苏。尽量限制进水、进食。

（5）密切观察患者呼吸、脉搏、瞳孔等生命体征的变化，同时迅速拨打急救电话，请专业医生进行诊治。

晕厥如何处理

晕厥又称为昏厥、晕倒，是指大脑一时缺血、缺氧引起的短暂意识丧失，常表现为头晕、恶心、眼前发黑、身体软弱无力、面色苍白、四肢发凉、脉搏细而弱、出汗。起病与体位、情绪、疼痛、过劳、手术有关。最多见为血管抑制性晕厥，其次为直立性低血压性晕厥、排尿性晕厥和颈动脉窦性晕厥等。

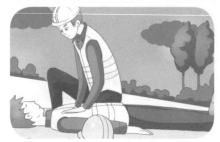

第五编 突发伤病的救助方法

晕厥的救助措施如下。

（1）保持镇静，不要惊慌失措。果断采取行动，将晕厥者平卧，头部放低位或抬高下肢。可以给患者喝一些热糖水或淡盐水。

（2）保持室内空气清新，及时解开患者的衣领、腰带，保持患者呼吸道的通畅。同时，可按压患者的人中、内关、百会及涌泉等穴位。

（3）发现患者心脏骤停时，立即进行心肺复苏，同时应叫救护车送医院诊治。

急性腹泻如何处理

短时间内排便数次、粪便稀薄不成形或排脓血样便者为急性腹泻。引起急性腹泻的原因有急性肠道感染、中毒、过敏性因素等。

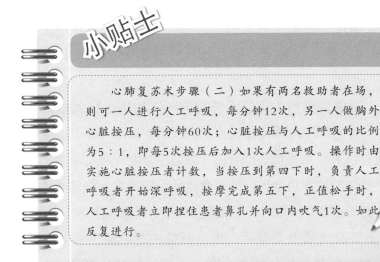

小贴士

心肺复苏术步骤（二）如果有两名救助者在场，则可一人进行人工呼吸，每分钟12次，另一人做胸外心脏按压，每分钟60次；心脏按压与人工呼吸的比例为5∶1，即每5次按压后加入1次人工呼吸。操作时由实施心脏按压者计数，当按压到第四下时，负责人工呼吸者开始深呼吸，按摩完成第五下，正值松手时，人工呼吸者立即捏住患者鼻孔并向口内吹气1次。如此反复进行。

急性腹泻的救助措施如下。

（1）让患者卧床休息，若是进食原因，马上停止进食食物。

（2）若能识别或判断腹泻原因，非感染性腹泻可服用黄连素、痢特灵等。感染性腹泻应服用抗生素治疗。最好在医院化验后，在医生指导下服药。

（3）腹泻剧烈且伴有呕吐，是比较严重的情况，要密切观察患者。

（4）如果腹泻伴疼痛难忍，马上呼叫急救，请专业医生诊治后，对症治疗。

急性酒精中毒如何处理

急性酒精中毒俗称醉酒，是指因饮入过量的酒精或酒精饮料后所引起的中枢神经系统兴奋及随后的抑制状态。

急性酒精中毒的救助措施如下。

（1）保持患者的呼吸道畅通，给予吸氧，取平卧体位，将其头部偏向一侧，及时清理呕吐物和呼吸道分泌物，防止患者窒息。

（2）对急性酒精中毒患者进行催吐，用压舌板刺激其咽部以引起呕吐，使胃内容物吐出，减少乙醇的吸收。对于重度患者要及时进行洗胃，取左侧头低卧位，以防呕吐时误吸造成窒息。洗胃过程中要随时注意观察患者的生命体征。快速建立静脉通道并保持通畅。安抚患者，必要时给予安全性约束，防止意外发生。

（3）要及时给患者保暖，由于酒精中毒能使患者全身的毛细血管扩张，散热增加，体温下降，会使患者引发肺部感染。对

第五编 突发伤病的救助方法

于大小便失禁者要及时更换衣服,昏迷者要留置导尿管。

眼部化学品灼伤如何处理

如果一些化学物质或试剂,如汽油、石灰、氨水、热油、染发水等溅入眼中,要马上到医院诊治。化学品进入眼内会有疼痛、发红和烧灼感,致伤后立即引起眼部疼痛、畏光、流泪及视力障碍。轻者眼睑潮红、结膜充血、水肿、角膜混浊;重者眼睑、结膜、角膜坏死,苍白。

眼部化学品灼伤的救助措施如下。

(1)不要试图用任何化学物质来中和进入眼内的化学品。

(2)立即用大量清水冲洗眼睛,用手指把上下眼皮尽量张开,连续冲洗15分钟。尽可能转动眼球以便彻底冲洗。也可将面部浸入水中,睁开双眼,摆动头部,以稀释和冲洗面部化学物

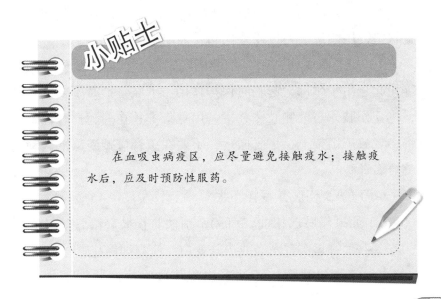

在血吸虫病疫区,应尽量避免接触疫水;接触疫水后,应及时预防性服药。

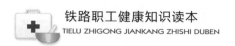

质。务必彻底除去残留于睑结膜、上下穹隆、半月皱襞及角膜上的任何化学颗粒。

（3）冲洗完成后，马上前往医院请专业医生诊治，不要自行包扎，也不要用眼杯。

骨折如何处理

骨折不论在平时或运动时都可发生，骨折的原因可分为外伤性和病理性两大类，外伤性骨折较为常见。

骨折的救助措施如下。

（1）首先处理危及生命的并发症，如休克、大出血、呼吸困难等。

（2）24小时以内的开放性骨折应根据病情清创到医院缝合，无条件时用无菌敷料包扎固定处理，根据病情送医院诊治。

（3）用双手稳定及承托受伤部位，限制骨折处的活动，并放置软垫，用绷带、夹板或替代品妥善固定伤肢。

（4）如上肢受伤，则将伤肢固定于胸部；前臂受伤可用书本等托起悬吊于颈部，起临时保护作用。下肢骨折时不要试着站立，将受伤肢体与健侧肢体并拢，用宽带绑扎在一起；脊柱骨折应将患者放于担架上，平卧搬运，不要在患者弯腰姿势下搬动，以免损伤脊髓。

（5）应垫高伤肢，减轻肿胀。

（6）如果伤肢已扭曲，可用牵引法将伤肢轻沿骨骼轴心拉直；若牵引时引起伤者剧痛或皮肤变白，应立即停止。

（7）完成包扎后，若伤者出现伤肢麻痹或脉搏消失等情

第五编 突发伤病的救助方法

况，应立即松解绷带。

（8）如果伤口中已有污物，不要用水冲洗，不要使用药物，也不要试图将裸露在伤口外的断骨复位。应在伤口上覆盖灭菌纱布，然后适度包扎固定。

腰扭伤如何处理

腰扭伤俗称"闪腰"，起因于弯腰取重物时，腰部肌肉突然的拉扯所致。扭伤时首先要保持舒适的姿势，安静休息。可使伤者弓腰伏在椅子或床上，但不可躺在太过松软的床垫上。同时要使伤者避免仰躺、双脚伸直等姿势。因为这样不但增加疼痛，更可能使伤者脚部麻痹。而冷敷则可减缓疼痛，不妨以湿毛巾冷敷伤者腰部。

腰扭伤的救助措施如下。

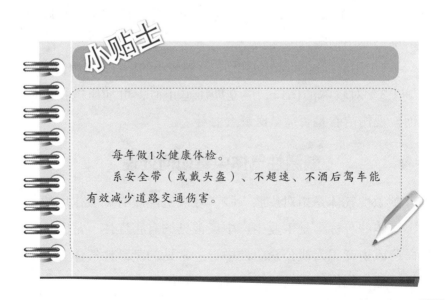

小贴士

每年做1次健康体检。

系安全带（或戴头盔）、不超速、不酒后驾车能有效减少道路交通伤害。

（1）让伤者停止活动，保证充足的休息。应仰卧于硬板床或长椅上，上面垫一厚被、腰下垫一软枕，可减轻伤者疼痛和缓解肌肉痉挛。

（2）扭伤时不要热敷和推拿，以免局部血管扩张，发生渗血和加重水肿。扭伤一天后，对其局部可用推拿按摩、热敷等进行治疗，或食盐炒热布包敷患处，或用掌缘、指尖、半握拳的手均匀地敲击腰背部受伤的肌肉；还可用米酒、红花油等涂按、揉、抹患处，以促进腰部的血液循环，调和气血。

割伤如何处理

刀割伤伤口边缘较为整齐，周围组织损伤相对较小，但可致血管、神经和肌腱损伤。

割伤的救助措施如下。

（1）浅的伤口用温开水或生理盐水冲洗后擦干。然后用酒精消毒，或用喷雾剂喷涂伤口。

（2）用消毒过的纱布包住伤口，对较小的伤口，可用创可贴。

（3）对较深的伤口，应立即压迫止血，可加压包扎，及时清创，视伤情看是否需就医缝合修补。

刺激性气体中毒如何处理

刺激性气体是指对皮肤、眼、呼吸道黏膜有刺激作用的一类有害气体的统称，是工业生产中最常见的有害气体，常因意外事故而造成生产工人或公众急性中毒。常见的刺激性气体有氯气、氨气、氮氧化物、光气、氟化氢、二氧化硫等。

第五编 突发伤病的救助方法

刺激性气体中毒的救助措施如下。

（1）发生中毒事故区域（特别是下风向）的人员应尽快撤离或就地躲避在建筑物内。

（2）立即将患者移到空气新鲜处，脱去污染衣服，迅速用大量清水清洗污染的皮肤，同时要注意保暖。眼内污染者，用清水至少持续冲洗10分钟。

（3）保持呼吸道畅通，有条件的可给雾化支气管解痉剂，必要时请医务人员实行气管切开术。

（4）对呼吸、心跳停止者立即施行人工呼吸和胸外心脏按压，有条件的可肌内注射呼吸兴奋剂等，同时给氧。患者自主呼吸、心跳恢复后方可送医院。

（5）昏迷者针刺人中、十宣、涌泉等穴位。

（6）立即拨打"120"电话，迅速送往医院抢救。

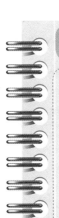

高原气候与平原明显不同，具有"两低两高"（低压、低氧、高寒、高辐射）的特点。一些进入高原环境的人会出现轻重不一的高原反应，主要包括头痛、胸闷、气短、心悸、恶心、呕吐、口唇紫绀、失眠、多梦等。避免或减轻高原反应的方法包括：保持良好的心态，不要急速行走和跑步，不要暴饮暴食，不要饮酒和吸烟，多食用蔬菜和水果，适量饮水，注意保暖，少洗澡等。

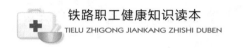

燃气中毒如何处理

在密闭的居室里使用煤炉取暖、做饭,使用燃气热水器长时间洗澡而又通风不畅时,容易发生燃气中毒事故。中毒轻者可出现头昏、头痛、无力、心悸、恶心、呕吐、站立不稳;严重者出现抽搐、大小便失禁、昏迷、血压下降、呼吸浅慢,皮肤、口唇及两颊呈樱桃红色。

燃气中毒的救助措施如下。

(1)发现燃气泄漏时,应立即切断气源,迅速打开门窗通风换气。但动作应轻缓,避免金属猛烈碰撞而产生火花,引起爆炸。燃气泄漏时,千万不要开启或关闭任何电器设备,不要打开抽油烟机或排风扇,不要在充满燃气的房间内拨打电话,以免产生火花,引发爆炸。不要在室内停留,以防窒息、中毒。液化气罐着火时,应迅速用浸湿的毛巾、被褥、衣物扑压,并立即关闭液化气罐阀门。

(2)立即使患者脱离中毒环境,开窗通风并注意为患者保暖。

(3)患者需安静休息,尽量减少心肺负担和耗氧量。要让有自主呼吸能力的患者充分吸入氧气。

(4)对呼吸、心跳停止的患者,立即进行心肺复苏,同时拨打急救电话呼救。

酒精中毒如何处理

酒精中毒就是乙醇中毒,俗称醉酒。每个人酒精中毒差异很大,一般致死量为每千克体重5~8克。空腹饮酒时,酒精1小时

第五编 突发伤病的救助方法

内约有60%被吸收，2小时内吸收量可达95.5%。如果饮酒同时服用催眠镇静类药物，其毒性影响随之加大。醉酒严重者，可致呼吸、循环衰竭。酒精90%是由肝脏分解的，因此酒精可直接造成肝脏的损害。

酒精中毒的救助措施如下。

（1）轻度酒精中毒，要制止其继续饮酒，感觉喝多了，可以就地休息，适当催吐，必要时用筷子、手指刺激舌根部，将胃内容物吐出，再饮入清水。注意保暖。

（2）若饮酒过量，周围的人要注意观察患者的循环体征，若呼吸、心脏骤停，要马上进行心肺复苏。紧急情况马上寻求医疗急救。

（3）若出现昏迷、抽搐、烦躁、呼吸微弱的重度中毒者，在保证气道通畅的情况下，迅速送往医院救治。

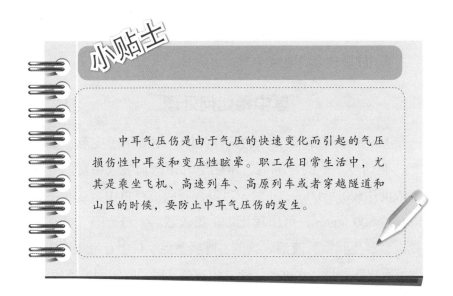

中耳气压伤是由于气压的快速变化而引起的气压损伤性中耳炎和变压性眩晕。职工在日常生活中，尤其是乘坐飞机、高速列车、高原列车或者穿越隧道和山区的时候，要防止中耳气压伤的发生。

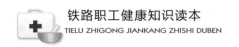

汽油中毒如何处理

汽油中含有的芳香族烃、不饱和烃类、硫化物均有毒性,此外添加的防震剂四乙基铅具有强烈毒性。汽油可由呼吸道蒸汽吸入和直接入口导致中毒。它具有溶解脂肪和类脂质性能,进入人体后对机体的神经系统有选择性损害。由呼吸道吸入后,马上引起咳嗽、胸痛,继而发烧、呼吸困难、视力模糊,甚至出现恶心呕吐、血压下降、痉挛昏迷等。

汽油中毒的救助措施如下。

(1)立即将中毒者移至空气新鲜处,脱去受污染的衣服。

(2)可用花生油、色拉油、橄榄油等100~200毫升,灌入中毒者胃中,使汽油溶解,然后将胃中内容物抽出。再用温开水反复洗胃,直至无汽油味为止。此操作一定要在医生指导下进行。

(3)呼吸困难者,有条件的情况下要给予吸氧,遇呼吸衰竭时,进行人工呼吸。

(4)静卧休息,注意保暖。

氨中毒如何处理

氨是无色而有刺激气味的碱性气体。主要用于皮革、染料、化肥、制药等工业的冷冻剂,常因意外事故而吸入中毒。空气中氨气浓度达500~700 mg/m^3时,可发现呼吸道严重中毒症状。若达3 500~7 500 mg/m^3,可出现死亡。吸入氨后,口、眼、鼻有辛辣感觉,会产生咳嗽、流泪、胸闷、呼吸急促、口中有氨味等症状,重度可有皮肤糜烂、水肿、坏死,出现肺水肿、呼吸困难等症状。

第五编 突发伤病的救助方法

氨中毒的救助措施如下。

（1）使患者立即离开现场，静卧，给氧。

（2）眼、皮肤烧伤时可用清水或2%硼酸溶液彻底消毒，可点抗生素眼药水。

（3）马上送附近医院进行急救。

沼气中毒如何处理

沼气是多种气体的混合物，主要成分是甲烷，广泛存在于天然气、煤气、淤泥池塘、密闭的煤矿井中和煤库中。当人所在环境的空气中所含甲烷浓度过高，氧气量下降，就会使人发生窒息，严重者会导致死亡。若空气中的甲烷含量达到25%～30%时，就会使人发生头痛恶心、注意力不集中、四肢发软等症状。若空气中甲烷含量超过45%～50%以上时，就会使人严重缺氧，

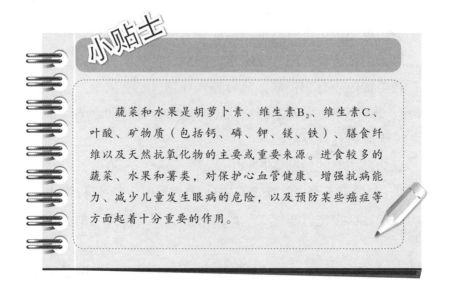

小贴士

蔬菜和水果是胡萝卜素、维生素B_2、维生素C、叶酸、矿物质（包括钙、磷、钾、镁、铁）、膳食纤维以及天然抗氧化物的主要或重要来源。进食较多的蔬菜、水果和薯类，对保护心血管健康、增强抗病能力、减少儿童发生眼病的危险，以及预防某些癌症等方面起着十分重要的作用。

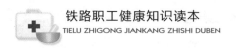

继而出现呼吸困难、心动过速、昏迷窒息直到死亡。

沼气中毒的救助措施如下。

（1）迅速将中毒者移离现场，抢救人员要戴有氧防护面罩实施救护。

（2）马上给中毒者吸氧，有条件的送医院进行高压氧舱治疗，防止后遗症。

（3）给予中毒者人工呼吸，必要时做气管插管，需在医生指导下进行。

硫化氢中毒如何处理

硫化氢是含硫有机物分解或金属硫化物与酸作用而产生的一种气体，无色，带有臭鸡蛋味，易挥发，燃烧时可产生蓝色火焰。硫化氢广泛存在于制糖、制药、纤维业、染纺业以及城市下水道内，消防人员在扑救这类火灾或抢救过程中应特别注意硫化氢中毒。硫化氢中毒时局部刺激症状为流泪、眼部烧灼疼痛、结膜充血，中毒者会出现呼吸困难、颜面青紫、高度兴奋、狂躁不安，甚至抽风，意识模糊，最后陷入昏迷，不省人事。如果人在980~1 260毫克每立方米的浓度中只需15分钟，即会陷入昏迷，随之呼吸麻痹直到死亡。

硫化氢中毒的救助措施如下。

（1）急救人员一定要首先做好自身的防护，尽快将中毒者抬离现场，移至空气新鲜、通风良好处，解开中毒者的衣扣、腰带等。

（2）吸入氧气，对呼吸停止者行人工呼吸，应用呼吸兴奋

第五编 突发伤病的救助方法

剂。必要时行胸外心脏按压。

（3）对躁动不安、高热昏迷者，可采用亚冬眠或冬眠疗法。

有机溶剂中毒如何处理

有机溶剂是指那些难溶于水的油脂、树脂、染料、蜡、烃类等有机化合物的液体，此类物质均可引起人体中毒。最常见的有苯、甲苯、二甲苯、汽油、氯仿、氯乙烷、甲醇、乙醚、丙酮、二硫化碳等。

有机溶剂中毒的救助措施如下。

（1）发生中毒事故区域，特别是下风向的人员应尽快撤离或就地躲避在建筑物内。

（2）立即将患者移到空气新鲜处，脱去污染衣服，迅速用大量清水和肥皂水清洗污染的皮肤，同时要注意保暖。眼内污染

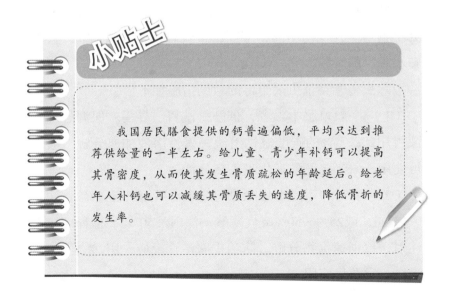

小贴士

我国居民膳食提供的钙普遍偏低，平均只达到推荐供给量的一半左右。给儿童、青少年补钙可以提高其骨密度，从而使其发生骨质疏松的年龄延后。给老年人补钙也可以减缓其骨质丢失的速度，降低骨折的发生率。

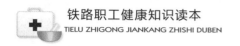

者,用清水至少持续冲洗10分钟。

(3)对呼吸、心跳停止者立即施行人工呼吸和胸外心脏按压,有条件的可肌内注射呼吸兴奋剂等。

(4)昏迷者针刺人中、十宣、涌泉等穴位。

(5)立即拨打"120"急救电话,迅速将患者送往医院抢救和进行后续治疗。

拟除虫菊酯类杀虫剂中毒如何处理

本类中包括溴氰菊酯(敌杀死)、氯氰菊酯(兴棉宝)、氰戊菊酯(速灭杀丁)等。生产性中毒的潜伏期为4～6小时,表现为皮肤麻木、烧灼感、刺痒或蚁行感、流泪、结膜充血,咽不适咳呛。少数中毒者皮肤出现红丘疹伴奇痒,全身症状表现较轻。口服中毒者于10分钟至1小时发病,先为上腹部灼痛、恶心、呕吐等消化道症状,继而食欲缺乏、精神萎靡,部分患者口腔分泌物增多,视物不清,多汗,重者昏迷,四肢抽搐,甚至发生肺水肿、脑水肿。

拟除虫菊酯类杀虫剂中毒的救助措施如下。

(1)一般口服中毒者,催吐、洗胃、导泻、保温处理。洗胃液可用2%～5%的碳酸氢钠溶液,碱性溶液加速分解。吸入中毒可使用乙酰半胱氨酸雾化吸入15分钟。

(2)特殊治疗:2型拟除虫菊酯中毒可用3%亚硝酸钠注射液10～15 ml,或25%～50%硫代硫酸钠注射液50 ml,稀释后缓慢静脉注射,以加速毒物分解。防治皮肤治疗反应,用2%维生素E油剂涂搽,宜及早使用。

第五编 突发伤病的救助方法

洗涤剂中毒如何处理

洗涤剂,如洗衣粉、洗涤剂、洁厕灵等,保管不善或与食物混放,很容易让人误服。洗衣粉用途广,也极易被儿童、老人误服。它的主要成分是月桂醇硫酸盐、多聚磷酸钠及荧光剂,服后可出现恶心、呕吐、腹泻等症状,并伴有口腔、咽喉疼痛。洗涤餐具、蔬菜和水果的洗涤剂主要成分是碳酸钠、多聚磷酸钠、硅酸钠和界面活性剂,碱性强于洗衣粉,因其碱性大,对食管和胃的破坏性就强。洁厕灵极少发生误服,大多是故意行为。洁厕灵液体多用盐酸、硫酸配制,粉末的主要成分是氨基硫酸,易溶于水,也是强酸性的。误服强酸性的洗涤剂,容易造成食管和胃的化学性烧伤,治疗起来很困难。

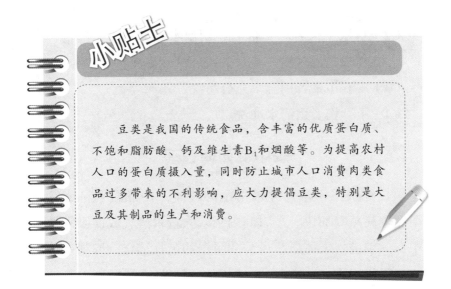

小贴士

豆类是我国的传统食品,含丰富的优质蛋白质、不饱和脂肪酸、钙及维生素B_1和烟酸等。为提高农村人口的蛋白质摄入量,同时防止城市人口消费肉类食品过多带来的不利影响,应大力提倡豆类,特别是大豆及其制品的生产和消费。

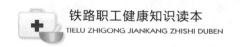

洗涤剂中毒的救助措施如下。

（1）误服洗衣粉后应尽快催吐，在催吐后可服牛奶、豆浆、鸡蛋清等。

（2）洗涤剂误服后要立即食用200毫升牛奶或酸奶、水果汁等，同时喝下少许油，缓解对黏膜的刺激，立即送医院请专业医生诊治。

（3）洁厕灵误服可烧伤食道，立即口服牛奶、豆浆、蛋清和花生油等，严禁催吐、洗胃及灌肠。

来苏水中毒如何处理

来苏水又称甲酚、煤酚，常用来消毒、防腐、制作农药，成人口服2～15克、儿童口服50～500毫克即可死亡。

来苏水中毒的救助措施如下。

（1）吸入中毒者要马上搬离现场，给予中毒者吸氧。

（2）口服中毒者马上催吐，用温水或牛奶彻底洗胃，或服用植物油以保护胃黏膜。

（3）皮肤污染者用温水充分清洗。

（4）眼部伤者用清水冲洗。

汞中毒如何处理

汞也称水银，是一种银白色的液体，在常温下易蒸发，随着温度升高蒸发加快，短时间内吸入大量汞蒸气或误服汞盐可发生中毒。汞进入人体后，可与酶蛋白的巯基结合，抑制多种酶的活力，阻碍细胞的正常代谢，损害中枢神经系统及肝、肾功能，

第五编 突发伤病的救助方法

产生一系列的中毒症状。急性口服汞中毒后,可迅速出现咽部肿痛、流涎、口渴,严重中毒者可产生便血、吐血等症状。神经系统症状有头晕头痛、乏力倦怠,或兴奋、易激动、产生幻觉,严重者出现抽搐昏迷,甚至死亡。

汞中毒的救助措施如下。

(1) 口服汞中毒者应尽早用温水或碳酸氢钠洗胃催吐,然后口服牛奶、豆浆、蛋清以吸附毒物,特别注意切忌用盐水,盐水有增加汞吸收的可能。

(2) 吸入汞中毒者,立即离开现场,到空气新鲜、通风良好的地方,有条件的给予中毒者吸氧。

(3) 有吞咽困难者,应当禁食。注意口腔卫生,及时清除口腔异物,保持呼吸道的通畅。

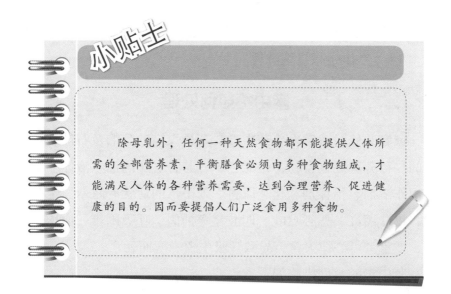

小贴士

除母乳外,任何一种天然食物都不能提供人体所需的全部营养素,平衡膳食必须由多种食物组成,才能满足人体的各种营养需要,达到合理营养、促进健康的目的。因而要提倡人们广泛食用多种食物。

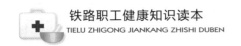

砒霜中毒如何处理

砒霜化学名称叫三氧化二砷,是没有特殊气味的白色粉末,因其与面粉、淀粉、小苏打相似,所以容易误服。在生产加工过程中,吸入其粉末、烟雾或污染皮肤造成的中毒较为常见。砒霜毒性大,进入人体后能破坏某些细胞呼吸酶,使组织细胞不能获得氧气而死亡,它还能强烈刺激胃肠黏膜,使黏膜溃烂、出血,也可破坏血管,发生出血,破坏肝脏,严重者会因呼吸和循环衰竭而死。

砒霜中毒的救助措施如下。

(1)口服砒霜中毒者,要尽快催吐,以便排出毒物。让中毒者喝大量的白开水或稀释的盐水,然后刺激咽部,反复催吐,直至吐出的液体颜色如水样。

(2)可大量喝牛奶、蛋清以保护胃黏膜。

(3)让中毒者吃烧焦的馒头研成的粉末,以吸附毒物。

(4)在医生指导下洗胃。

苯中毒如何处理

家庭装修时常常发生苯中毒,苯是煤焦油分馏及石油裂解所得的一种芳香烃化合物,是无色、有芳香气味的油状液体。工业上用作溶剂、稀释剂和化工原料。苯中毒的症状有眩晕、走路不稳、皮肤潮红、恶心呕吐、四肢痉挛抽搐、呼吸困难、血压下降等,严重者可心律失常,导致呼吸中枢麻痹而死亡。

苯中毒的救助措施如下。

(1)吸入中毒者应立即移至空气新鲜处,给予吸氧,必要时进行人工呼吸。

(2)呼吸抑制时可给予氧气及中枢兴奋剂。

(3)若中毒发生休克,按休克救助措施救助。注意保温并防止发生脑水肿。

铅中毒如何处理

铅是一种重金属,人体不需要它。由于环境等因素的原因,铅侵入人体,会对人产生极大的危害,尤其是对儿童和妇女的危害更严重。铅可由消化道、呼吸道和皮肤侵入人体,在人体肠胃的反应症状是恶心呕吐、腹胀腹泻、食欲缺乏。在神经系统的症状是使人失眠、嗜睡,剧烈头疼,脑水肿,多发性神经炎、抽搐等。

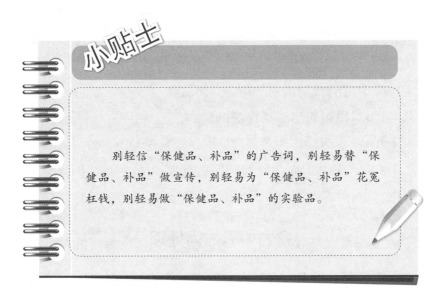

别轻信"保健品、补品"的广告词,别轻易替"保健品、补品"做宣传,别轻易为"保健品、补品"花冤枉钱,别轻易做"保健品、补品"的实验品。

铅中毒的救助措施如下。

（1）口服中毒者，立即饮大量浓茶或温水，刺激咽部诱导中毒者呕吐，然后进食牛奶、豆浆、蛋清，保护胃黏膜。

（2）对腹痛者用热敷或口服阿托品0.5～1.0毫克。

（3）对中毒昏迷者，要注意及时清除口腔异物，保持呼吸道的通畅，防止异物误入气管，使人窒息。

甲醛中毒如何处理

甲醛又称蚁醛，是一种有刺激性气味的有害气体，由新装修的家装材料中散发出来。几乎所有的人造板材如大芯板、胶合板、密度板、复合地板、涂料等都含有甲醛。甲醛的危害是它对人的皮肤、眼结膜、呼吸道黏膜等有刺激作用，也可由呼吸道吸收。甲醛浓度高的地方有明显的刺激性气味，可导致流泪、头痛头晕、乏力、视物模糊等症状。检查可见结膜、咽部明显充血。重症者有持续咳嗽、声音嘶哑、胸痛、呼吸困难等症状。

甲醛中毒的救助措施如下。

（1）尽快脱离甲醛浓度高的地方。

（2）避免活动，注意保暖。

（3）出现中毒症状立即到医院就医，在专业医生指导下进行治疗。

食物中毒如何处理

食物中毒是指人摄入了含有毒有害物质的食物或把有毒有害

第五编 突发伤病的救助方法

物质当做食物摄入后出现的非传染性疾病,可分为细菌性食物中毒、真菌性食物中毒、化学性食物中毒。

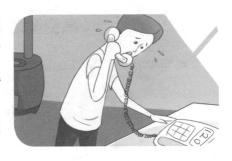

食物中毒的救助措施如下。

(1)出现食物中毒症状或者误食化学品时,应立即停止食用可疑食品,喝大量洁净水以稀释毒素,用筷子或手指伸向喉咙深处刺激咽后壁、舌根进行催吐,并及时就医。

(2)尽量不吃剩菜,尤其是蛋白质类食品,如剩的牛奶等。热菜一定要煮熟蒸透。

(3)不吃霉变的玉米、甘蔗、花生等,购买食品时检查有无腐烂变质的现象,注意食品保质期。

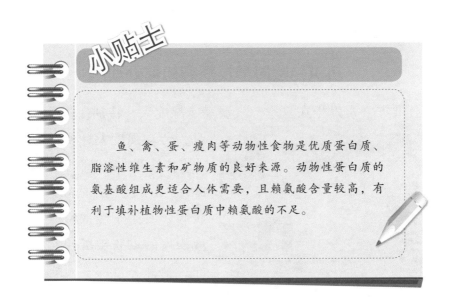

小贴士

鱼、禽、蛋、瘦肉等动物性食物是优质蛋白质、脂溶性维生素和矿物质的良好来源。动物性蛋白质的氨基酸组成更适合人体需要,且赖氨酸含量较高,有利于填补植物性蛋白质中赖氨酸的不足。

高空坠落如何处理

高空坠落是指从高处坠落，受到高速的冲击力，使人体组织和器官遭到一定程度破坏而引起的损伤。高处坠落常见多个系统或多个器官的损伤，严重者当场死亡。

高空坠落的救助措施如下。

（1）伤者若失去意识，要让其躺在地上，不要随意搬动。

（2）解去伤者的衣物，松开衣领、纽扣、腰带等，使伤者呼吸道通畅，去掉伤者的义齿等物，清除口腔内的分泌物。

（3）发现伤者有口、鼻腔出血时，让伤者头向侧倾，防止血液逆流进入咽腔。

（4）如有创伤，应进行止血、包扎。对怀疑颅底骨折和脑脊液漏患者切忌填塞，以免导致颅内感染。

（5）怀疑腰部、手足部骨折时，应用木板、树枝将受伤部位固定，不要移动受伤部位。

抗洪抢险时多发疾病如何处理

洪灾常常发生在夏季，气温高、湿度大，特别在防洪抢险时，劳动强度大，要冒雨作业，应注意预防以下常见病。

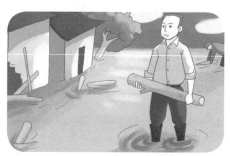

（1）擦烂：是常见的皮肤病。发生于经常摩擦、汗液积聚的皮肤皱折处，如颈部、腋部、臀部、大腿根部

第五编 突发伤病的救助方法

（腹股沟）的表浅的急性物理性炎症。身体肥胖的人更容易出现这种疾病。擦烂主要表现为皮肤皱折部位的红斑，界限清楚，表面潮湿，时间长就形成糜烂面，有瘙痒和疼痛的感觉。如果合并感染，便会有分泌物。

（2）"烂脚丫"：下肢长时间浸泡在污水中，皮肤经常受到擦伤，破损的伤口长时间浸没在洪水中，趾缝间浸渍发白、肿胀、破溃、糜烂，甚至皮肤剥离，伴有瘙痒，俗称"烂脚丫"。感染严重时，还有畏寒、发热、乏力、头痛、食欲下降等全身症状，少数抵抗力差的人会发展成败血症。

（3）"烂裤裆"：在抗洪救灾时，下身长时间浸泡在污泥浊水中，下腹、股内侧、外生殖器、会阴及臀部等处皮肤会发胀松软，发白起皱，出现水肿性红斑、丘疹、水疱，重者皮肤剥离、糜烂，甚至溃疡，伴有程度不等的痒、痛感，外阴也可有水

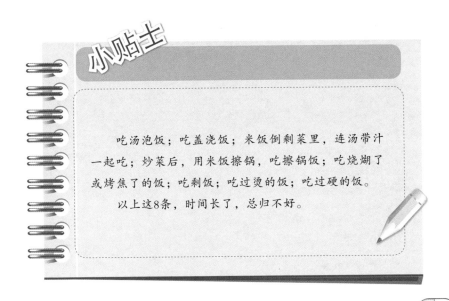

吃汤泡饭；吃盖浇饭；米饭倒剩菜里，连汤带汁一起吃；炒菜后，用米饭擦锅，吃擦锅饭；吃烧糊了或烤焦了的饭；吃剩饭；吃过烫的饭；吃过硬的饭。

以上这8条，时间长了，总归不好。

肿。若继发感染则可红肿、化脓，严重时伴有全身症状，发热、畏寒、乏力、食欲不振，并发淋巴管炎或淋巴结炎等。

处理措施如下。在可能的情况下，每隔1~2小时休息一次。擦干脚，在阳光下曝晒片刻。每次劳动离水后，一定要洗净脚，穿干鞋和袜子。涉水和冒雨作业后，应保持皮肤清洁干燥，随身用毛巾擦干，换上干衣。可以在皮肤皱折部位扑些痱子粉。也可在皱折处垫纱布或柔软干净的布类，使两侧的皮肤分开。合并感染者应使用适当的抗生素制剂或抗真菌药物。当发现脚部皮肤破溃并有加重趋势时，如情况许可应暂时不要下水。如劳动的地方水不过膝，要设法穿长筒靴。有足部皮肤病的应少下水，尽可能脱离洪水浸泡。

知识链接　警惕十四类可能引起食物中毒的食物

1. 青西红柿

经测定，未成熟的青西红柿含有毒性物质，名叫龙葵素。食用这种还未成熟的青西红柿，口腔有苦涩感，吃后可出现恶心、呕吐等中毒症状，生吃危险性更大。

2. 腐烂的生姜

腐烂后的生姜产生一种毒性很强的黄樟素。人吃了这种毒素，即使量很少，也能引起肝细胞中毒。

3. 烂白菜

食用腐烂的大白菜后，会使人缺氧而引起头痛、头晕、恶心、腹胀等，严重时会抽筋、昏迷，甚至有生命危险。

4. 发黄的银耳

发黄的银耳是受黄杆菌污染所致，吃了可引起头晕、肚痛和腹泻等中毒现象。

5. 长斑的红薯

红薯上长黑斑，是由于感染黑斑菌所致，吃后易中毒。

6. 发芽的绿土豆

发芽土豆（马铃薯）的嫩芽和变成绿色的土豆皮中龙葵碱含量很高，食用易中毒。因此，发芽和表皮发绿的马铃薯不宜食用。

7. 变色的紫菜

若凉水浸泡后的紫菜呈蓝紫色，说明紫菜在干燥、包装前已被有毒物所污染，这种紫菜对人体有害，不能食用。

8. 无根豆芽

在生产过程中，多施用除草剂使生长出来的豆芽没有根。而除草剂中含有使人致癌、致畸和致突变的有害物质。

9. 胖大的豆芽

用化肥发的豆芽都是又白又胖，其中残留大量的氨，在细菌的作用下，会产生亚硝铵，大量食用会引起头昏、恶心、呕吐。

10. 发霉的茶叶

茶叶发霉是受了青霉、曲霉污染的结果，倘若喝了发霉的茶叶水，轻则引起头晕、腹泻，重则可以引起重要器官坏死。

11. 未腌透的咸菜

腌菜时如果放盐量不足，腌制时间不满8天，可能造成亚硝酸盐中毒。

12. 棕色芯的甘蔗

变质的甘蔗里面呈黑、棕褐色，吃起来有酒精味。这是甘蔗受了串珠镰刀菌感染并产生了毒素所致。

13. 新鲜蚕豆

食后会引起过敏性溶血综合病症，出现全身乏力、贫血等症状。

14. 鲜黄花菜

鲜黄花菜中含有秋水仙碱，这种毒素可引起嗓子发干、胃部烧灼感、血尿等中毒症状。

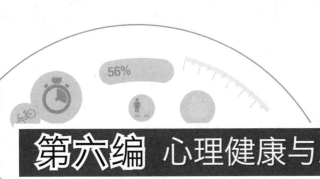

第六编 心理健康与减压方法

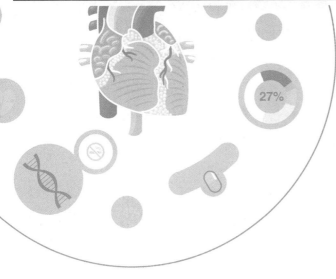

什么是心理健康

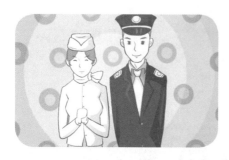

从广义上讲,心理健康是一种持续高效而满意的心理状态;从狭义上讲,心理健康是指认知、情感、意志、人格和行为等基本心理活动的完整和统一,是能够形成完善协调的人格,并能对社会环境适应良好的心理状态。

心理平衡是心理健康的基础。"心理平衡"是中国人根据老庄文化中阴阳、宠辱、祸福等思想所独创的一个心理学术语,用以形容一种心理自我调整的过程。在西方心理学中,是找不到"心理平衡"这种提法的。

中国人素来讲究平衡之道,所谓的"心理平衡"就是指人们面对生活中的得失、宠辱、成败等,用升华、外化、幽默、合理化等手段调整自身的心态和认知,以求达到一种内外和谐、"宠辱不惊"的平衡状态。

心理平衡并不是指一定要心如平镜,更不能解释成麻木不仁。心理平衡是一种理性的平衡,它来源于人格的升华和心灵的净化,体现了个体的宽宏、远见和睿智。

心理平衡就是通过自我调整,适度地表达和控制自己的情绪,使个体能够始终保持轻松愉悦的良好心境,这本身就在心理健康的范畴,更是心理健康的基础。

之所以这样说,主要有以下几点原因。

第六编 心理健康与减压方法

（1）只有时刻保持心理平衡，心境良好，在对自我的认知上才不会出现夸大或者贬低等扭曲现象，才能杜绝自负、自卑或者自厌自弃等不健康的心理因素。如此一来，个体才能做到充分了解自己，对自己的能力作出恰如其分的判断；才能保持自爱、自尊、自信、自强等积极健康的心理素质，做到真正的悦纳自我；才能保持完整和谐的个性，塑造出健康向上的人格。

（2）只有保持心理平衡、心境平和，个体才能正视现实、接受现实，才能制定出切合实际的生活目标。只有这样，个体才能更好地处理由自身命运起伏或者外界环境变化滋生的自负、自卑、不满、愤怒、压抑、苦闷、担心甚至敌对等情绪，从而有效预防抑郁、焦虑、自闭、强迫、恐惧、偏执等心理疾病。

（3）只有保持心理平衡、心境平和，才能接受他人，善与人处，从而保持良好的人际关系，才能和外界环境和谐相处，而

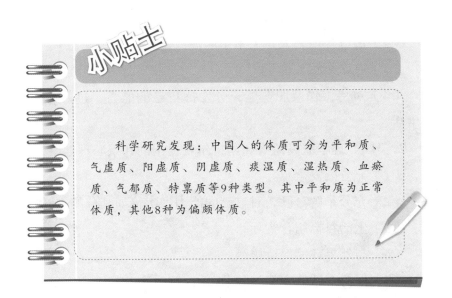

科学研究发现：中国人的体质可分为平和质、气虚质、阳虚质、阴虚质、痰湿质、湿热质、血瘀质、气郁质、特禀质等9种类型。其中平和质为正常体质，其他8种为偏颇体质。

不致产生自闭、强迫、恐惧、偏执等心理疾病,才能做到真正的心理健康。

(4)心理平衡可以让个体时刻保持积极乐观的生活状态,热爱生活,善于学习,乐于工作,从而以饱满的精神状态度过每一天。

(5)只有保持心理平衡、心境平和,才能在现有境遇的基础上使个体的幸福感达到最大。

心理健康的标准

人的心理健康存在标准,纵观古今中外学者对心理健康的论述,虽然提法各有不同,但仁者见仁,智者见智,从本质上来说是大同小异的。

1. 世界心理卫生协会就心理健康提出的四条标准

(1)躯体、智力、情绪十分调和。

(2)适应环境,人际关系中能彼此谦让。

(3)有幸福感。

(4)对待工作及职业能充分发挥自己的能力,过着有效率的生活。

2. 美国心理学家马斯洛和密特尔曼提出的10条心理健康标准

(1)充分的安全感。

(2)充分了解自己,对自己的能力做出恰如其分的判断。

(3)生活目标切合实际。

(4)与外界环境保持接触。

(5)保持个性的完整与和谐。

（6）具有一定的学习能力。

（7）保持良好的人际关系。

（8）能适度地表达和控制自己的情绪。

（9）有限度地发挥自己的才能与兴趣爱好。

（10）在不违背社会道德规范的情况下，个人的基本需要应得到一定程度的满足。

3. 我国学者提出的8条心理健康的标准

（1）了解自我，悦纳自我。

（2）接受他人，善与人处。

（3）正视现实，接受现实。

（4）热爱生活，乐于工作。

（5）能协调与控制情绪，心境良好。

（6）人格完整和谐。

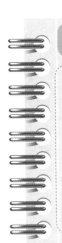

小贴士

起居宜有规律，夏季午间应适当休息，保持充足睡眠。避免劳动或激烈运动时出汗受风。不要过于劳作，以免损伤正气。可做一些柔缓的运动，如散步、打太极拳、做操等，并持之以恒。不宜做大负荷的运动和出大汗的运动，忌用猛力或做长久憋气的动作。

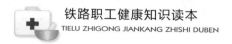

（7）智力正常。

（8）心理行为符合年龄特征。

综上所述，针对铁路职工的普遍特点，我们总结出以下7条职工心理健康的标准。

1. 智力正常

这是职工工作和生活的基本心理条件，也是适应自然环境和社会环境所必需的心理保证。该标准衡量时，关键在于职工自身是否正常地、充分地发挥了社会和工作效能，即有积极向上的生活观，工作热情高效，人际关系和谐。

2. 情绪健康

其标志是情绪稳定和心情愉快。包括的内容有愉快情绪多于负面情绪，积极乐观，对生活充满希望；情绪较稳定，面对恶劣的环境、枯燥和孤独，善于控制、调整自己的情绪，既能克制又能合理宣泄。

3. 意志健全

意志是人在完成一种有目的的活动时，所进行的选择、决定与执行的心理过程。意志健全者在行动的自觉性、果断性、顽强性和自制力等方面都表现出较高的水平。意志健全的职工在工作中会表现出自觉的目的性，能适时地作出决定并运用切实有准备的方式解决所遇到的问题，对于工作中的紧张和压力，或者同事的刁难和指责，能采取合理的反应方式，能在行动中控制情绪和言行，而不是行动盲目、畏惧困难或者强硬冲动。

4. 人格完整

人格指的是个体比较稳定的心理特征的总和。人格完整是指有健全统一的人格,即个人的所想、所说、所做都是协调一致的。具有正确的自我意识,不产生自我同一性混乱,以积极进取的人生观作为人格的核心,并以此为中心把自己、需要目标和行动统一起来。

5. 自我评价正确

正确的自我评价是职工心理健康的重要条件。正确地自我观察、自我认定、自我判断和自我评价,做到自知,恰如其分地认识自己,摆正自己的位置。职工既要摒弃唯我独尊,自以为是的心理,又要抛弃当前因为薪资、裁员、压力等产生的失落心理,做到自我悦纳,自尊、自强、自制、自爱,正视现实,积极进取。

6. 人际关系和谐

良好而深厚的人际关系,是事业成功与生活幸福的前提。

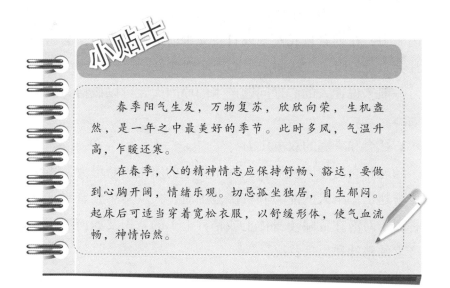

春季阳气生发,万物复苏,欣欣向荣,生机盎然,是一年之中最美好的季节。此时多风,气温升高,乍暖还寒。

在春季,人的精神情志应保持舒畅、豁达,要做到心胸开阔,情绪乐观。切忌孤坐独居,自生郁闷。起床后可适当穿着宽松衣服,以舒缓形体,使气血流畅,神情怡然。

其表现为：乐于与人交往，既有广泛而深厚的人际关系，又有知心朋友；在交往中保持独立而完整的人格，有自知之明，不卑不亢；能客观评价别人和自己，善取人之长补己之短，宽以待人，乐于助人，积极的交往态度多于消极态度；正确处理和家人之间的关系，不致因为长时间在外而产生家庭矛盾。

7. 社会适应正常

个体与客观现实环境保持良好秩序，对客观环境有清醒认识，能够有效地应对环境中的各种困难，不退缩，还要根据环境的特点和自我意识的情况努力进行协调，努力改造自我以适应工作中的恶劣、危险的自然环境以及枯燥、孤独、压力大且紧张的工作环境。

心理问题产生的原因

心理学家认为，个体的心理最初都是健康的，只是这种健康的内驱力，在朝着自我实现或自我完善前进的过程中，会遇到外部社会力量的阻碍，从而产生心理病理现象。

一般来说，人的心理问题产生的原因大致可以概括为以下几方面。

1. 社会和家庭的双重压力

随着社会的不断发展，人在工作中的压力不断增大，当提出的要求超出一个人的能力和资源范围时，人就会感到紧张，这是一种由于对潜在危险（身体上或精神上）的意识及如何消除危险而产生的精神和生理状况。

此外，家庭与情感出现纠葛，自我内在认可度不够高，也

第六编 心理健康与减压方法

会给人们造成很大的心理压力。压力过大会引起很多生理、心理与行为的消极反应，比如容易疲劳、容易感冒、情绪低落，记忆力、创造性下降，工作热情和积极性下降。

2. 复杂的人际关系

人际关系是指人与人之间心理上的关系和心理上的距离。人际关系问题表现在人际冲突和交往两个方面。

人际冲突几乎存在于人与人之间的所有关系之中，主要是由于沟通不足或沟通不当引起的。人际冲突往往会使企业的人际关系紧张，人们之间互不信任，相互猜疑，不愿协作，缺少沟通，造成企业效率低下，凝聚力下降。

3. 职业关系

一般表现为：常感觉工作特别累，压力特别大，对工作缺乏冲劲和动力，对工作不是很热心和投入，总是很被动地完成自己

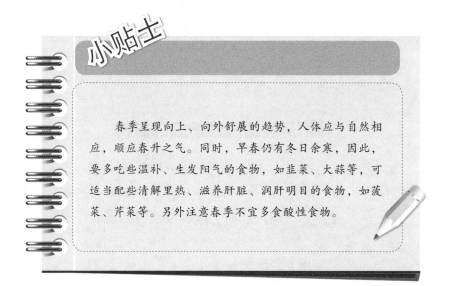

小贴士

春季呈现向上、向外舒展的趋势，人体应与自然相应，顺应春升之气。同时，早春仍有冬日余寒，因此，要多吃些温补、生发阳气的食物，如韭菜、大蒜等，可适当配些清解里热、滋养肝脏、润肝明目的食物，如菠菜、芹菜等。另外注意春季不宜多食酸性食物。

分内的工作。或者对工作的意义表示怀疑,怀疑自己不能有效地胜任工作,认为自己的工作对社会、对组织、对他人没有什么贡献等。这是一种在身体、情绪和心理上消耗殆尽的状态。在这种状态下,人们将体验到一种持续的身心疲惫不堪、厌倦沮丧、悲观失望、失去创造力和生命活力的感觉。

4. 个人情绪问题

感情、婚姻、家庭产生的情绪问题和心理张力迁移到日常工作中,往往会严重影响人们的工作状态,而且这也是影响人们情绪,增加人们压力的重要因素。

5. 突发事件的影响

企业裁员、丑闻、兼并、重组、濒临破产、自然灾害、恐怖事件、流行疾病、社会变动、安全事故等,都会给人们带来不同程度的心理冲击,从而影响人们的心理健康。

在工作过程中,人们产生了巨大的精神压力、思想困惑、情绪波动和心理失衡,这些都会给工作的稳定带来潜在隐患。因此,关心心理健康,采取有效手段解决心理问题,是摆在我们面前的一项重要任务。

噪声环境对心理造成的影响

噪声是环境心理学的主要课题,主要研究噪声与心理和行为的关系问题。在噪声环境中工作会对人的心理造成很大的影响。

从心理学观点看,噪声是使人感到不愉快的声音。对噪声的反应因人而异。

研究已证实,脑力劳动或体力劳动的效率和作业能力都会受

第六编 心理健康与减压方法

到噪声的不良影响,尤其是从事困难而复杂的工作时,噪声的影响就更大。噪声是一种能分散注意力的刺激。噪声分散注意力作用的大小取决于噪声刺激的意义和个体的心理状态。即使适应了噪声环境也可能使人的注意力狭窄,对他人需要不敏感,从而导致辨别能力、作业能力下降。

噪声引起的刺激变化不仅使得大脑皮层出现一定的反应,还能激活或唤醒大脑皮层的某些区域,从而影响人的心理状态和生理功能。唤醒强度太低,意味着完全缺乏能动性,因而使作业能力低下;若唤醒强度太高,可能由于过度反应造成精神涣散,而使工作效率降低或发生错误反应。

高温环境对心理造成的影响

高温环境下,人的生理发生一系列变化,导致出现晕眩等生

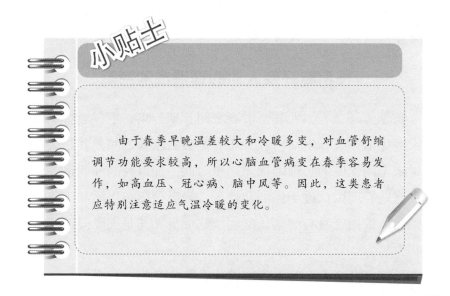

由于春季早晚温差较大和冷暖多变,对血管舒缩调节功能要求较高,所以心脑血管病变在春季容易发作,如高血压、冠心病、脑中风等。因此,这类患者应特别注意适应气温冷暖的变化。

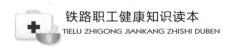

理感觉，同时也影响人的情绪。一般高温环境会导致人的心理活动加强，产生烦躁、焦虑等情绪来迎合身体上的不良反应。当过高或者长时间的高温引发许多不良身心反应，超过个体的心理承受程度时，个体就会出现躁狂等不健康心理，表现出来就是情绪不稳，冲动易怒。

高温会导致一种"情绪中暑"现象，具体的症状表现为情绪不稳、焦躁、易怒、不安，同时在身体上会伴有头胀痛、胸闷、心跳加速和睡眠不好等状况，从而给工作和生活带来一定的干扰。

孤单环境对心理造成的影响

孤独感是人感到自身和外界隔绝或受到外界排斥所产生出来的孤伶苦闷的情感。长期或严重的孤独很可能会引发某些情绪障碍，降低人的心理健康水平。另外，孤独感还会增加与他人和社会的隔膜与疏离，而隔膜与疏离又会强化人的孤独感，久而久之势必导致疏离的个人人格失常。

长期离开亲人对心理造成的影响

长期离开亲人，尤其是夫妻之间长期分离，不仅会打破传统的家庭生活方式和生活内容，还可能会给家人之间尤其是夫妻之间带来不同程度的心理困扰。如果对此不加以控制和调适的话，一旦这些心理困扰过于强烈和持久，轻者会影响生活和工作，重者则会严重损害身心健康，削弱家庭成员尤其是夫妻间的感情和亲和力。

长期离开亲人会对心理造成什么影响呢？

1. 过度思念

长期离家外出的人，会对亲人产生一种牵肠挂肚的思念，吃不香，睡不安，终日期待着对方的消息，内心备受离愁别绪的煎熬。

2. 孤寂和无助

长期离开亲人，每日紧张忙碌之余或夜晚回到住所之后，内心就会出现难耐的孤独感和寂寞感。尤其是当遭遇难言的麻烦和无法克服的困难时，内心深处难免会产生软弱、无助之感。

3. 忧虑和恐惧

在现今社会中，夫妻双方大都具有独立的生存能力，婚姻关系主要靠夫妻间的感情纽带来维系。然而，这种维系力量有时是很脆弱和不稳定的，尤其是在当今充满诱惑和变数的社会环境中，长时间两地分居，很容易造成婚姻关系破裂。所以，人难免对婚姻的前途以及配偶对自己是否还会像从前那样忠贞和爱恋产

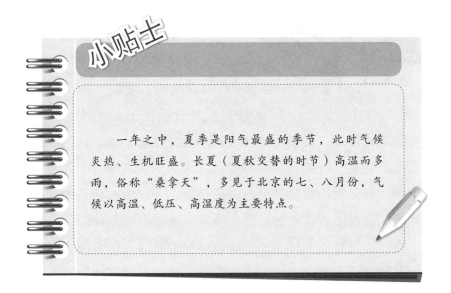

一年之中，夏季是阳气最盛的季节，此时气候炎热、生机旺盛。长夏（夏秋交替的时节）高温而多雨，俗称"桑拿天"，多见于北京的七、八月份，气候以高温、低压、高湿度为主要特点。

生疑虑、担忧,甚至产生严重的恐惧心理。

4.由于性需要的无法满足而造成的心理困扰

一般来说,婚后夫妻都曾有过规律性的性生活,也都有过多次快乐的性经验。然而,一旦夫妻一方离家长期外出,势必使得夫妻双方的性需要无法通过彼此间的给予而获得满足。倘若一味地通过自我压抑的办法来解决性需要的问题,时间一久,就会造成人的性情急躁和乖戾、内心烦闷、感情脆弱、易被激惹以及容忍力下降等;倘若由于一时冲动而发生了婚外性行为,事后内心则会被强烈的自责、负疚和罪恶感所折磨、煎熬。

用良好的人际关系化解压力

心理学研究表明,良好的人际关系作为缓解压力的社会支持系统的一部分,对于提高个体抗压能力,缓解工作生活中不断积累的压力有重要作用。

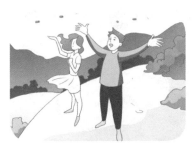

幸福感研究表明,结婚的人或有朋友的人,他们生活得更幸福些。人际交往作为人类社会中不可缺少的组成部分,会使得个体的许多心理需求,例如认同感、尊重感和成就感等得到满足。如果人际关系受到破坏,个体不可避免会产生孤立无援或被社会抛弃的感觉,幸福感也会有很大幅度的降低。面对压力就更加敏感和脆弱,感觉难以应对。

同时,良好的人际关系意味着健全的社会支持系统,能够获得更多的物质和精神上的帮助,使得个体能够更好地应对压力。

而人际关系不好，往往是由于多种因素，也许是因为工作压力过大，导致自身在与人交往时过分患得患失，因恐惧心理导致对社会活动的退缩与逃避。而受到破坏的人际关系又会直接或间接地加重人们的心理负担，使得压力非但得不到缓解，反而形成一种恶性循环。

与人交往，想要形成一种良好的人际关系，就要遵循以下几个原则。

（1）相互性原则，学会互相尊重，互相接纳。

（2）交换性原则，学会根据自身价值观选择真正于己于人有价值的人际关系。

（3）自我价值保护原则，指对他人的评价做出一种认同或者疏离的反应。

（4）平等原则，指学会平等待人。

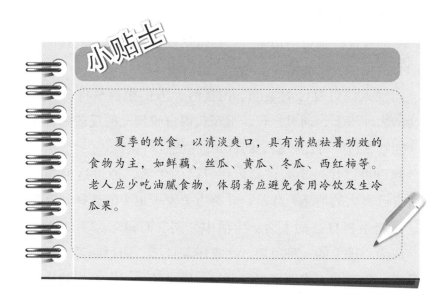

夏季的饮食，以清淡爽口，具有清热祛暑功效的食物为主，如鲜藕、丝瓜、黄瓜、冬瓜、西红柿等。老人应少吃油腻食物，体弱者应避免食用冷饮及生冷瓜果。

（5）相容原则，指学会包容。

（6）信用原则，指学会守诺。

向家人或朋友倾诉舒缓压力

当我们感到压力过大的时候，选择一个合适的方式进行宣泄，可以有效缓解压力，让自己放松下来。学会倾诉，是一种极为有效的舒缓压力的方式。

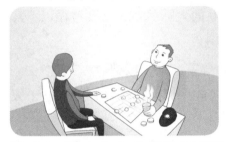

面对压力，心里郁闷、烦躁时，不妨向家人或者朋友倾诉一番。把所有的不快、郁闷都宣泄出来，于己于人都是非常有好处的。

倾诉是减压的良方。当一个人将琐碎的生活片断用语言串联起来的时候，就是在仔细地梳理自己的内心世界。种种因为压力而产生的狂躁、消极的情绪可以通过这种方式得到宣泄和释放，人的心情也会慢慢地恢复平静。

向他人倾诉自己的烦恼、困扰时，人们很容易将自身放在社会的大环境下，通过比较，重新获得自我状况的反馈和自我评定，能够维持一种比较稳定的自我价值感。

倾诉可以让一个人重新审视自己的生活，通过这种办法来了解自己真实的情感、体验，并努力去发现更多的选择。重要的是，重新审视自己的生活：生活中"路"有很多，不能让"工作"成为心理上的一种负担，一直压着自己。通过倾诉，最终你会发现，生活并不像原来想的那样，原来还可以有更好的选择。

第六编 心理健康与减压方法

把生活或者工作强加给自己的压力向家人和朋友倾诉，也是获取社会支持的一个重要方式。通过这种类似于求助的倾诉，可以在他人或者社会的帮助下，寻求更积极的解决办法。即使在这种情况下不能获得更好的解决办法，但是倾诉过程本身就是一个分担困扰、缓解压力的过程，这个过程就像是一次最佳的心理按摩。在倾诉过程中，各种情绪垃圾自然而然会被倾泻出来，身心自然会轻松很多。

面对生活中的压力，人们采取的最普遍的应对手段是发泄和逃避。他们或者把问题紧紧压抑在心里，或者拼命地运动或者工作直到精力耗尽，或者一味寻求精神刺激，例如酗酒、抽烟、纵情声色，等等。这样做或许会使心情得到暂时的平静，但换来的却是对健康的损害。长期来说，这种应对方法对舒缓压力没有一点好处，不可取。

当气温高于25℃时，人们感到舒适的湿度为30%。在夏季三伏时节，由于湿气太重，人体汗液不易排出，出汗后不易被蒸发掉。因而会使人烦躁、疲倦、食欲不振，此时，容易发生胃肠炎、痢疾等。所以在长夏要重视防止湿邪的侵袭，保持居室干燥，勤换衣物，可以多吃薏苡仁、莲子、红小豆、绿豆等清热利湿的食物。

用充足的睡眠减压

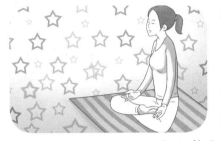

现代医学认为，睡眠是一种主动过程，是恢复精力所必须进行的休息。

人脑中有专门的中枢管理睡眠与觉醒，个体在睡眠时只是换了一种工作方式，使能量被贮存起来，从而促进精神和体力的恢复；适当的睡眠是最好的休息，既是维护健康和体力的基础，也是一种减压的良方。

我们说充足的睡眠是减压的良方，有两点可以证明。

一是只有心理状态良好、精力旺盛的人才能进行良好的生理调整和心理调整，从而更好地应对种种压力。而睡眠便是其中一个重要保证。只有充足的睡眠才可以让体力得到恢复，让人的精神状态一直保持最佳，让人的心态更加积极乐观，从而有更多的精力应对压力。

二是睡眠不足可能导致个体心情烦躁、焦虑，从而产生一种心理压力。这种情况如果能够保证充足的睡眠，压力可能就会减轻一大半。

睡眠有诀窍，只有高品质、充足的睡眠才能保证个体身心得到充分的休息，从而减轻压力。

用睡眠减压时，一定要保证睡眠时间充足，即使感觉自己"少睡一会也没事"，也要尽量做到每天睡8个小时。心理学的一个重要观点是：觉不可少睡。许多专家都说过，成年人一般每

第六编 心理健康与减压方法

天睡7～8个小时才能做到休息充足。美国心理学教授詹姆斯·马斯博士指出：一个人晚上睡眠6～7个小时是不够的。他对睡眠研究的结果表明，只有8个小时的睡眠才能够使人体功能达到高峰。什么是"适量"，主要是"以精神和体力的恢复"作为标准，而处于高强度压力下的人尤其需要充足的睡眠才能达到减压效果。

分散注意力减压

心理压力产生后，如果一个人总是发呆，只能使压力越来越大。因为人的注意力很容易就集中在压力事件本身以及相关事件上面，越想负面情绪越多，压力造成的心理伤害越大，越是不能解脱，而如果这个时候许多压力事件同时降临，个体更会陷进压力的怪圈难以排解。因此，面对压力事件，一定要学会分散注意力。

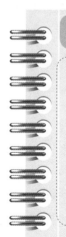

小贴士

"冬吃萝卜夏吃姜，不劳医生开药方"。就是告诉人们夏季要保护阳气。中医认为，在夏天人体应顺应暑热外散之性，而空调温度过低则会使腠理闭塞，暑热郁闭。

因此，室内外的温差不宜太大，以不超过5℃为好。室内温度不低于25℃。入睡时，最好关上空调；有空调的房间不要长期关闭，要常与外界空气流通。在室内感觉有凉意时，一定要站起来适当活动四肢和躯体，以加速血液循环。

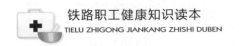

心理学研究表明，面对压力，有意识地转移话题或做点别的事情来分散注意力，譬如参加一些集体活动，或者旅行，甚至看看电视等，都可以从不同程度上淡化压力。而压抑的时候，到外边走一走；心情不愉快时，到游乐场做做游戏，都能够消愁解闷。而忧虑时，最好的办法是去看看滑稽电影，大笑一场，压力自然不再。

在重重压力下，学会把注意力转移到大自然的美好风光上，也是一种非常好的减压方式。大自然不但能够让人本能地感到亲切，得到放松，更会让人产生一种人生的感悟，对于缓解压力作用非常明显。一旦能够全身心融入自然，陶醉其中，怡然忘我，就能够忘却烦恼，达到一种身心的愉悦状态。

通过自我暗示减压

由于生活节奏快，工作任务繁重，人们往往要承受很大的压力，如果不及时调整，焦虑不安、紧张、疲劳、工作效率下降等情况很快就会找上门来。

为了化解人们的压力，现介绍一种自我保健方法，即自言自语、自我暗示、反复叨念。德国心理学家的研究认为："自言自语"对于消除紧张、化解压力十分有效。

通过自言自语，可以有效地发泄心中的不满、愤怒及悲伤等不良情绪，有助于消除紧张，化解压力，恢复心理平衡。而当一个人压力重重、不得解脱时，若是有机会听听自己的谈话，进行一些自我暗示，那么心情会轻松很多，钻牛角尖的可能性也会大大减少。

第六编 心理健康与减压方法

缓解压力的方法不是孤立和一成不变的,它因时、因地、因人而异,但它又有规律可循,那就是让身心彻底放松。情绪调节法、音乐减压法、运动减压法、放松训练减压法等,已被证明是行之有效的放松方式。尝试各种不同的释放压力的方法,可以帮助我们找到一个适合自己并且可以经常使用的方法。

知识链接 抑郁情绪与抑郁症

抑郁症发病率很高,几乎每7个成年人中就有1个抑郁症患者,因此它被称为精神病学中的"感冒"。目前,抑郁症已成为全球疾病中给人类造成严重负担的第二重要疾病,对患者及其家属造成的痛苦,对社会造成的损失都是非常大的。所以,必须及早发现,及早治疗,免除患者痛苦。具体来说,抑郁症主要有以下五大症状。

1. 情绪障碍

患者心境不良,情绪消沉,或焦虑、烦躁、坐立不安;对日常活动丧失兴趣,丧失愉快感,整日愁眉苦脸,忧心忡忡。

2. 思维缓慢及自我评价降低

表现为思考能力下降,患者常常感到思维变慢了,脑子不好使了,各方面能力都下降了,常常自疚自责,自我评价过低。

3. 精神运动迟缓

患者精神运动明显抑制,联想困难,言语减少,语音低沉,行动缓慢。

4. 其他症状

患者常常出现食欲、性欲明显减退,明显消瘦,体重减轻;失眠严重,多数入睡困难,噩梦易醒,早醒,醒后无法入睡,抑郁症常表现晨重夜轻的规律。

5. 伴随症状

情绪反应不仅表现在心境上并伴有机体的某些变化,如口干、便秘、消化不良、胃肠功能减弱,或全身不定部位的疼痛,有时因躯体症状突出而掩盖了抑郁症状，造成一时误诊。

抑郁症虽然很顽固，但是如果施以正确的治疗方法，也是可以治愈的。一般来说，只有对症下药，才能药到病除，治疗抑郁症要根据其轻重程度，不同的病症采用不同的治疗方法，这样才能帮助患者摆脱疾病的折磨。

抑郁症的治疗方法如下。

1. 心理疗法

心理疗法是精神抑郁症治疗方法中十分重要的一种。轻度抑郁症可以不用药物治疗，仅仅依靠心理疗法，而中重度抑郁症在采用抗抑郁剂控制病情的同时，心理医生一般也会辅助实施心理疗法配合治疗。通过运用各种心理学的方法，如精神分析疗法、认知疗法、心灵重塑疗法、暗示疗法等，引导患者进行认知的改变与心灵的重建，唤起患者对自己积极的信念，这个过程是在心理咨询师带领下患者对自身心灵探索的旅程，是任何药物替代不了的。

心理治疗抑郁症可以通过几种途径帮助人们从抑郁中恢复，这些途径包括认知上的、动作的、人际间的、心理动力的和其他种类的"谈话疗法"。心理疗法提供给人们机会来辨别导致他们产生抑郁症的原因，并且针对心理、行为、人际和环境的因素进行有效的处理。

2. 抗抑郁剂治疗

目前对中度以上精神抑郁症治疗方法，心理医生主张以抗抑郁药物治疗为首选。医生可能会根据患者正在服用的药物及可能出现的不良反应来选择药物。如果患者以前患过抑郁症，医生通常建议患者服用与以前相同的药物，如果患者家族有抑郁史，医生的选择可能是对患者的家人起作用的药物。

3. 食疗

全谷多纤维食物。每餐吃点全谷食物、糙米以及多纤维食物等复合碳水化合物,有助于增强饱腹感,防止暴躁易怒情绪。而白面包、通心粉和精加工面粉制作的食物不易令人维持好心情,易导致肥胖。

蓝莓。蓝莓多纤维且低热量,富含多种抗氧化剂和维生素C,有助于缓解压力。常吃蓝莓有助于减少自由基对大脑的损伤,改善和保护记忆力。

扁豆。扁豆等豆类食物富含B族维生素和叶酸,可改善情绪和大脑神经功能。哈佛大学一项研究发现,38%的抑郁症女性存在叶酸不足问题。

4. 建立可靠的人际关系

当不利的事情发生,如果身边有一个完全可以信赖的人,无论是亲戚还是朋友,都是防止抑郁症发生的保证之一。如果你还没有一个可以这样依靠的人,你就应该想办法建立这样的人际关系。

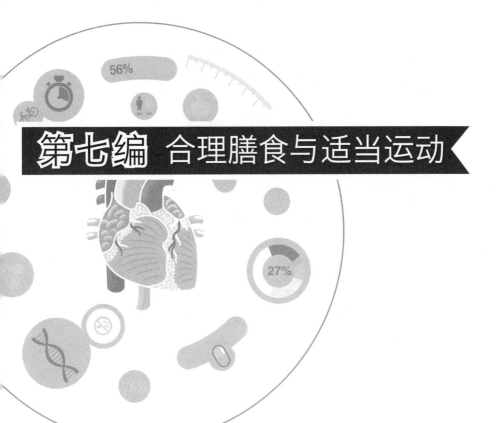

第七编 合理膳食与适当运动

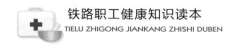

什么是合理膳食

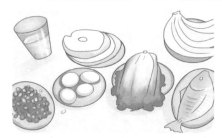

合理膳食是指一日三餐所提供的营养必须满足人体的生长、发育和各种生理、体力活动的需要。合理平衡的膳食结构首先要保持蛋白质、脂肪、碳水化合物三大营养素的摄入量,以协调营养物质在人体内的代谢。

按照中国居民膳食宝塔,成年人每日的食谱应包括五谷与水、蔬菜水果、动物性食品、奶类制品、食用油盐五大类。①五谷包括米、面,含有淀粉物质,主要供应人体的能量,满足日常活动所需,每日约250~400克为宜。②蔬果含有丰富的维生素、矿物质、糖类和维生素,可以增强人体抵抗力、畅通胃肠,每日最少要吃500克新鲜蔬菜以及水果为宜,其中蔬菜为300~500克,水果200~400克。③动物性食品,包括各种肉类、家禽、水产类及蛋,含有蛋白质、脂肪,能够促进人体新陈代谢,增强抵抗力,每日约食用125~200克为宜。④奶类包括牛奶、奶酪,含有钙质、蛋白质,可以增强骨骼和牙齿的坚韧,每日饮用300毫升牛奶为宜。⑤食用油盐,参与人体电解质等代谢,改善食品品味,每人每天食盐不超过6克,食用油不超过30克,菜肴以清淡为宜。

根据中国营养学会的建议以及美国健康食品指南,结合我国的国情,可以将合理膳食归纳为"两句话、十个字",即"一二三四五,红黄绿白黑",基本上能满足我国人群健康需要。

第七编 合理膳食与适当运动

"一"指每日饮一袋牛奶(酸奶),内含250毫克钙,可以有效地改善我国膳食钙摄入量普遍偏低的状态。

"二"指每日摄入碳水化合物250～350毫克,即相当于主食6～8两。个人可根据具体情况酌情增减,比如工作强度大的职工,要增加主食的摄入量,可以达到1～2斤,工作强度小、体型胖的职工,三两二两就够了。

"三"指每天进食三份高蛋白食品。在下列食品中选择三份:瘦肉50克、鸡蛋1个、豆腐100克、鸡鸭100克、鱼虾100克、黄豆25克。高蛋白食品的摄入需适宜,如果摄入过多,可使胃肠负担加重造成消化不良,也会增加肝脏和肾脏的负担。

"四"指四句话:有粗有细、不甜不咸、三四五顿、七八分饱。"有粗有细"指一周吃三次粗粮,如棒子面、老玉米、红薯等,粗细粮搭配营养最合适。"不甜不咸"指饮食要清淡,糖和

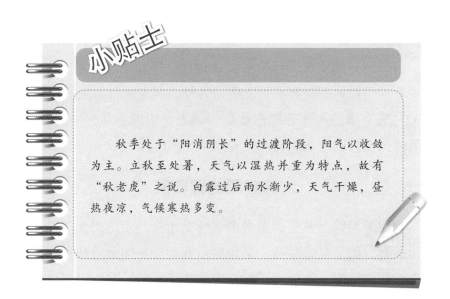

秋季处于"阳消阴长"的过渡阶段,阳气以收敛为主。立秋至处暑,天气以湿热并重为特点,故有"秋老虎"之说。白露过后雨水渐少,天气干燥,昼热夜凉,气候寒热多变。

盐(包括味精)不宜摄入过多,否则易造成"三高"(高血压、高血脂、高血糖)。"三四五顿"指每天至少吃三餐,不吃早餐是不好的习惯。或者在总量控制下,少量多餐,可以有效防治糖尿病、高血脂等。"七八分饱"是延年益寿的关键。当你离开饭桌时还有一点点饿,还想吃,你就离开饭桌,这就是七八分饱。

"五"指每天摄取500克蔬菜和水果,加上适量烹调油和调味品。

"红"指红色的蔬菜。男职工一天吃一个西红柿(生吃补充维生素C,烧熟吃补充番茄红素),前列腺癌可以减少45%。或者每天喝50～100毫升红葡萄酒,可以活血化瘀,预防动脉粥样硬化。吃点红辣椒可以改善不良情绪,减轻焦虑。

"黄"指黄色的蔬菜,如胡萝卜、红薯、南瓜、玉米等,富含维生素A,有利于增强免疫力,使眼睛明亮。

"绿"指绿茶和深绿色的蔬菜,饮料以茶最好,茶以绿茶为佳,绿茶有明显的预防肿瘤、抗感染和减少动脉硬化等辅助作用。

"白"指燕麦粉或燕麦片。含膳食纤维较多,每天进食50克燕麦片,可使血胆固醇水平下降。另外,燕麦粥有通便的功效。

"黑"指黑木耳等黑色食品。每天食用黑木耳5～15克,能显著降低血黏度与血胆固醇,有助于预防血栓的形成。

人体必需的营养素

健康的继续是营养,营养的继续是生命。不论男女老幼,皆为生而食,为了延续生命,必须摄取有益于身体健康的食物。现代医学研究表明,人体所需的营养素不下百种,其中一些可由自

第七编 合理膳食与适当运动

身生成，无法自身生成必须由外界摄取的约有40余种，这些物质大致可分为7类。

1. 水——生命的甘露

水是维持人体正常生理活动的重要物质。成人体液总量约占体重的70%左右。也就是说，体重中的70%是由水分和溶解在水分中的电解质、低分子化合物和蛋白质组成的。当机体丢失水分达到15%～20%的时候，生命就会出现危险。

2. 维生素——维系生命的元素

维生素又名维他命，是维持人体生命活动必需的一类有机物质，也是保持人体健康的重要活性物质。食物中维生素的含量较少，人体的需要量也不多，但却是必不可少的。

3. 矿物质——小物质，大功效

矿物质又称无机盐。矿物质和维生素一样，是人体必须的元

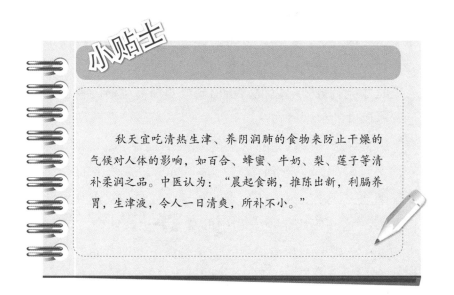

秋天宜吃清热生津、养阴润肺的食物来防止干燥的气候对人体的影响，如百合、蜂蜜、牛奶、梨、莲子等清补柔润之品。中医认为："晨起食粥，推陈出新，利膈养胃，生津液，令人一日清爽，所补不小。"

素。人体内约有50多种矿物质，虽然它们占人体体重的比例微乎其微，但却是生物体的必需组成部分。

4. 脂肪——高能量营养素

脂肪分为中性脂肪和类脂两类，由脂肪酸构成。脂肪酸可分为饱和脂肪酸与不饱和脂肪酸，有的不饱和脂肪酸，如亚油酸、亚麻酸和花生四烯酸等在体内不能合成，必须由摄入的食物供给，又称为必需脂肪酸。

5. 碳水化合物——最廉价的能源

碳水化合物即糖类物质，因其含有碳、氢、氧三种元素，而氢、氧比例又和水相同，故名碳水化合物。碳水化合物分为单糖、双糖、多糖三类。碳水化合物在人体内主要以糖原的形式存储，量较少，仅占人体体重的2%左右。

6. 蛋白质——身体的建筑师

蛋白质是一切生命的物质基础，人体的17%左右为蛋白质，是除了水分以外，占身体比重最多、最重要的物质。体内蛋白质缺乏会影响身体的健康，只有蛋白质代谢平衡，其他营养元素的摄入吸收才能有效。可以说，蛋白质既是所有生命的物质基础，也是营养保健的根本所在。

7. 膳食纤维——迟到的营养素

许多年轻妈妈一看到芹菜上的"筋"、蒜苗中的"丝"，就要仔细地去掉，生怕卡住孩子的嗓子，或是怕吃进肚里不好消化。其实，这些妈妈是把食物中的膳食纤维误认为"渣滓"、"废物"了，她们不知道膳食纤维是人体重要的营养素，对健康的帮助太大了。

全球最佳健康食物

世界卫生组织经过近3年的研究和调查,得出了几种有益健康的食物,又称为"全球最佳健康食物"。

最佳蔬菜:由于番薯含有丰富的维生素,被选为所有蔬菜之首。其次分别是芦笋、卷心菜、花椰菜、芹菜、茄子、甜菜、胡萝卜、荠菜、芥蓝菜、金针菇、雪菜和大白菜。

最佳水果:依次为木瓜、草莓、橘子、柑子、猕猴桃、芒果、杏、柿子和西瓜。

最佳肉类:鹅、鸭、鸡肉类,鹅鸭肉化学结构接近橄榄油,有益于心脏。鸡肉被称为"蛋白质的最佳来源"。

最佳食油:玉米油、米糠油、芝麻油等尤佳,植物油与动物油按1∶0.5~1∶1的比例调配食用更好。

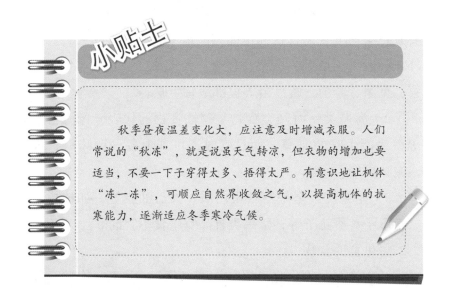

小贴士

秋季昼夜温差变化大,应注意及时增减衣服。人们常说的"秋冻",就是说虽天气转凉,但衣物的增加也要适当,不要一下子穿得太多,捂得太严。有意识地让机体"冻一冻",可顺应自然界收敛之气,以提高机体的抗寒能力,逐渐适应冬季寒冷气候。

最佳汤食：鸡汤最优，特别是母鸡汤有防治感冒、支气管炎的作用，尤其适于冬、春季饮用。

最佳护脑食物：包括菠菜、韭菜、南瓜、葱、花椰菜、菜椒、豌豆、番茄、胡萝卜、小青菜、蒜苗、芹菜等蔬菜，核桃、花生、开心果、腰果、松子、杏仁、大豆等壳类食物以及糙米饭、猪肝等。

生食食物的宜忌

1. 宜生食的食物

生吃食物时一定要注意卫生。尤其是蔬菜水果类，一定要洗净去除表面残留农药，有些外表鲜艳的水果要去皮。

（1）蔬菜类：例如番茄、卷心菜、黄瓜、萝卜、芹菜、洋葱、青椒等，这些蔬菜中含有大量维生素C和许多抗氧化物质，如果经过高温烹调，会大量地丢失。这类蔬菜的正确吃法应该是凉拌或者榨汁食用，即使要煮熟再吃也要尽量缩短烹调时间，并且要煮熟后马上食用，这样也能相应地减少维生素的丢失。除此之外，高丽菜、芦笋、白菜、甘蓝、大头菜、空心菜、生菜、油麦菜、苋菜、苦菊、豌豆苗等也都适宜生吃。

（2）海藻类：海藻类食物是碱性食物的代表，像海苔、紫菜等就是能生吃的海藻，而且吃时还可加上各种调味料，如醋等，滋味更好。

（3）坚果类：坚果富含蛋白质、天然油脂等，如核桃、腰果、南瓜子、葵花子等，坚果类食品宜生食不宜油炸。

2. 忌生食的食物

生活中许多食物生吃可以吸收更多营养，然而，有些食物生吃会产生对人体有害的物质,而且还有一些食物必须煮熟之后其营养成分才能被人体吸收。以下几种食物切忌生吃。

(1)鲜黄花菜:鲜黄花菜中含有秋水仙碱,进入人体后形成氧化二秋水仙碱,有剧毒,食用3~20毫克就可致死,所以切忌生食。

(2)新鲜木耳:新鲜木耳含有卟啉类光感物质,生吃新鲜木耳后,可引起日光性皮炎,严重者会出现皮肤瘙痒、水肿和疼痛。

(3)胡萝卜:胡萝卜的营养价值颇大,其中胡萝卜素的含量在蔬菜中名列前茅。但胡萝卜素属于脂溶性物质。只有溶解在油脂中时,才能在人体肝、肠壁中胡萝卜素酶的作用下,转变成维生素A,为人体所吸收。如生食胡萝卜,就会有90%的胡萝卜素成为人体的"过客"而被排泄掉,起不到营养作用,所以胡萝卜不宜生吃。

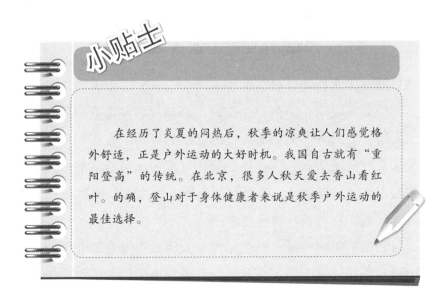

小贴士

在经历了炎夏的闷热后,秋季的凉爽让人们感觉格外舒适,正是户外运动的大好时机。我国自古就有"重阳登高"的传统。在北京,很多人秋天爱去香山看红叶。的确,登山对于身体健康者来说是秋季户外运动的最佳选择。

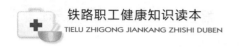

高温作业者的饮食宜忌

1. 高温作业者的饮食要求

盛夏酷暑,高温条件下劳动、工作的人员,在饮食和营养方面应当多补充一些水分、食盐和水溶性维生素等。

2. 高温作业者的饮食注意事项

在高温环境中,机体为散热必然要出汗,一般人在夏天每天可出汗1 000毫升左右,而高温条件下的工作者出汗比一般人高4～10倍。汗液中水分占99.2%～99.7%。大量出汗,不仅丢失了体内大量水分,而且还丢失了大量的无机盐。据分析,每100毫升汗液中含氯化钠450～500毫克,若以一个工作日出汗5升计算,高温作业者每天约损失氯化钠22～25克,与此同时,钾、镁、钙、铁等无机盐也随着汗液排出。若不及时补充水分和无机盐,机体内的水盐代谢就会失调,从而导致肌肉痉挛或中暑。

低温作业者的饮食宜忌

1. 低温作业者的饮食需求

在低温环境中,体热散失加速,基础代谢率增高,能量的消耗大大增多。另外,低温对人体内分泌的影响也是很明显的,如甲状腺素的分泌增加,使物质的氧化过程加速,机体的散热和产热的能力都明显增强。宜多补充蛋白质、维生素和矿物质。

2. 低温作业者的饮食注意事项

与高温的影响一样,低温同样对人体的正常生理功能有较大的影响。低温环境下的工作人员与普通环境下作业人员的生理状

第七编 合理膳食与适当运动

态存在着明显的差异，因此其营养的需求也有一定的特殊性。可选用高热能的食物，补充富含维生素的食物，多食蛋白质食物。

什么是有氧运动

有氧运动指的是人体在氧气充分供应的条件下所进行的体育锻炼，换句话说，就是通过运动，让人体所吸入的氧气和身体需求相等，从而达到生理上的平衡状态。有氧运动包括任何富韵律性的运动，而且运动的时间偏长（约15分钟或以上），属于中等或中上等运动强度（最大心率是75%～85%）。

判定一种运动是不是有氧运动，要看其心率如何。心率如果达到150次/分钟的运动量就是有氧运动，因为在这个时候血液能为心肌提供充足氧气；所以，有氧运动的特点是有节奏、强度低、持续时间较长。每次锻炼的时间不应少于1小时，每周坚持

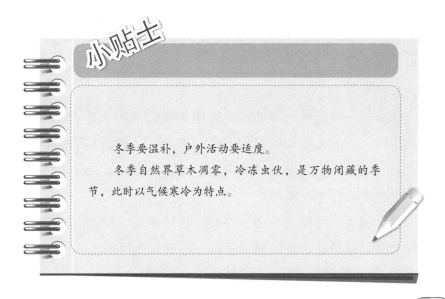

小贴士

冬季要温补，户外活动要适度。
冬季自然界草木凋零，冷冻虫伏，是万物闭藏的季节，此时以气候寒冷为特点。

锻炼3～5次。

有氧运动作为健身的主要运动方式,让氧气把体内的糖分酵解,不仅可以消耗脂肪,还可以改善和增强心肺功能,调节精神状态,防止骨质疏松。所以,体重超标的人可以通过有氧运动达到减肥的目的,如骑自行车、慢跑这些运动,都是非常简单易行的。

常见的有氧运动项目有:慢跑、步行、游泳、滑冰、骑自行车、跳健身舞、打太极拳、做韵律操等。和赛跑、举重、跳远、跳高、投掷这些爆发性的非有氧运动相比,有氧运动是一种恒常运动,能够持续5分钟以上可以保持精力充沛。

消除疲劳的运动

疲劳是一种正常的生理现象,疲劳出现后,只要进行适当的休息,就可以消除。但是如果产生了疲劳没有调整,仍继续长时间运动和工作,将导致疲劳积累,严重的会引起病理性疲劳。为了不让疲劳转化为一种疾病,利用简单运动消除疲劳就显得至关重要。

1. 梳头

梳头是一项简单的运动,在整理头发的同时可以起到消除疲劳的作用。人的头部有很多穴位,而梳头可以刺激头部的这些穴位,起到疏通经络、调节神经功能、增强分泌活动、改善血液循环、促进新陈代谢的作用。

经常梳头,可使人的面容红润,精神焕发。此外,梳头还是治疗失眠、眩晕、心悸的辅助手段。平时每天可梳头3～5次,每次不少于3～5分钟,晚上睡前最好梳头一次。

2. 快步走路

快步走路是消除疲劳的妙方。通过快步走路来消除疲劳时须注意：慢步是毫无效果的，正确的方式一定要快步走，而且要持续15～20分钟，这样才能平衡全身肌肉、帮助大脑运动，进而达到消除疲劳的目的。

3. 踮脚尖

在平时的工作、生活中，尤其是在久坐或久站后下肢酸胀、乏力时，可采用踮脚尖的方法健身。人在踮脚时，由于双侧小腿后部肌肉的收缩挤压，可促进下肢血液的回流，加速血液循环，从而缓解下肢酸胀及防止下肢静脉曲张和皮肤色素沉着。具体做法：双足并拢着地，用力踮起脚跟，保持2～3秒，可重复多次。

4. 伸懒腰

伸懒腰是人在感觉疲惫时的本能动作，对消除疲劳有着显著

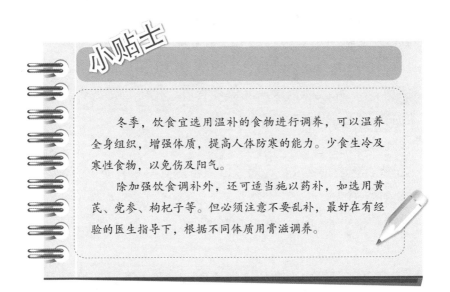

小贴士

冬季，饮食宜选用温补的食物进行调养，可以温养全身组织，增强体质，提高人体防寒的能力。少食生冷及寒性食物，以免伤及阳气。

除加强饮食调补外，还可适当施以药补，如选用黄芪、党参、枸杞子等。但必须注意不要乱补，最好在有经验的医生指导下，根据不同体质用膏滋调养。

的效果。人在伸懒腰时可引起全身大部分肌肉的收缩，使淤积的血液被"赶"回心脏，从而大大增加血流量，改善血液循环。常伸懒腰在促进人体肌肉收缩和舒张、增强肌肉本身血液流动的同时，还可带走肌肉中的代谢产物，起到消除疲劳的作用，使人感到全身舒展，精神爽快。

5. 深呼吸

深呼吸是一种身体内部的运动，不要小看这一简单的动作，深呼吸可以促进人的肺部排出浊气，增加肺活量和血液中的含氧量，加快血液循环，让人神清气爽。

6. 整理活动

整理活动是消除疲劳、促进体力恢复的一种良好方法。每次健身和体育锻炼结束后做一些整理活动也是非常必要的。整理活动通常以做些肌肉放松、抖动、伸展和拉长为主。整理活动有利于偿还运动时所欠的氧债。整理活动使肌肉放松，可避免由于局部循环障碍而影响代谢过程。整理活动应包括慢跑、呼吸体操及各肌群的伸展练习。运动后作伸展练习可消除肌肉痉挛，改善肌肉血液循环，减轻肌肉酸痛和僵硬程度，消除局部疲劳，对预防运动损伤的发生也有良好作用。

7. 搓足心

足底存在着很多穴位，对这些穴位进行按压有助于消除疲劳。每天晚上洗脚后、上床之前搓足心20分钟，对健足强身十分有益。这是因为，搓足底涌泉穴有改善疲劳、提高机体免疫力的功能。

8. 按摩

按摩可以促进血液循环，加速疲劳消除及机能的恢复。按摩

第七编 合理膳食与适当运动

是有效的恢复手段。负担量最大的部位，应是按摩的重点，肌肉部位以揉捏为主，交替使用按压、抖动、扣打等手法，在肌肉发达的部位可用肘顶、脚踩。

在按摩肢体时，先按摩大肌肉群后再按摩小肌肉群。如按摩下肢，先按摩大腿肌肉后再按摩小腿肌肉，以提高肌肉韧带的工作能力，加速疲劳时的肌肉僵硬紧缩和酸胀痛的代谢产物的排出，改善血液循环和心脏收缩功能。

现代医学中对消除疲劳所采取的方法有很多，但是，无论哪一种方法，都是要根据自我感觉所出现的症状以及个人生理和生化的改变情况，找出一个最科学而有效的方法，尽快解除疲劳，使自己的机体得到全面恢复，从而保证其正常的健身、体育锻炼、学习和工作。

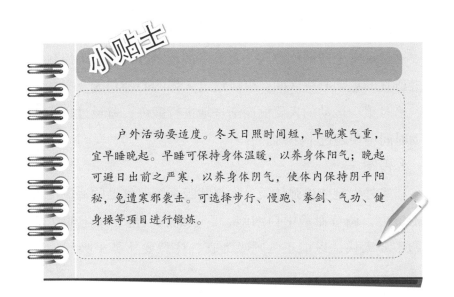

户外活动要适度。冬天日照时间短，早晚寒气重，宜早睡晚起。早睡可保持身体温暖，以养身体阳气；晚起可避日出前之严寒，以养身体阴气，使体内保持阴平阳秘，免遭寒邪袭击。可选择步行、慢跑、拳剑、气功、健身操等项目进行锻炼。

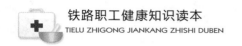

提高机体免疫力的运动

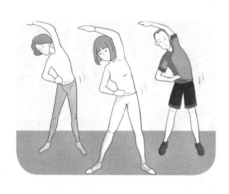

通过体育运动提高机体的免疫力，预防疾病的侵袭，这已是医学界公认的事实。适当的运动可以很好地调节人体的免疫功能，提高机体的抗病能力。通常，坚持每天运动30～45分钟，免疫细胞数目会增加，抵抗力也会相应提高。如果运动量太小，则不足以达到提高免疫力的效果。而运动过量，则会导致免疫功能的抑制，增加上呼吸道感染等疾病的发生率，甚至有可能诱发一些潜在疾病的危险。那么，究竟如何运动，通过什么样的运动才能达到提高机体免疫力的目的呢？下面是提高机体免疫力的方法。

1. 健步走

这是最安全的锻炼方式。每天坚持走30分钟，心跳控制在人体最适宜的运动心跳区间，可以增进人体的心肺功能及提高免疫力。平时很少运动的人要循序渐进地进行锻炼，避免过量运动，运动时间不要超过半小时。

2. 慢跑

在室外慢跑能增强体质，加强呼吸系统对气温的适应性，提高抵抗力，调节血液中白细胞、巨噬细胞、淋巴细胞的比例。慢跑不要太快，以能正常呼吸为宜，注意要从鼻子吸气，从嘴呼气。

3. 爬楼梯

爬楼梯对身体有很好的锻炼作用。因为爬楼梯比在平地上走和跑的活动量都大。人们爬楼梯时必须将腿高高抬起,用力地向上迈或向下迈。它兼有跑和跳两方面的运动作用,不仅能使髋关节的活动幅度增大,下肢肌肉得到锻炼,而且能使腰腹部的肌肉活动加强,整个身体的力量增强。经常上下楼梯,对人的心肺功能也是一种很好的锻炼,能使心脏和肺脏机能增强。爬楼梯时腹腔的脏器受到震动,促使胃肠蠕动和消化液分泌,有助于人体的新陈代谢。

4. 瑜伽

胸腺是身体内细胞免疫的中枢,位于胸腔纵隔内。其是T淋巴细胞分化、发育、成熟的场所,分泌胸腺激素、调节T细胞的分化发育和功能,使机体保持细胞免疫功能,杀伤外来病菌等。

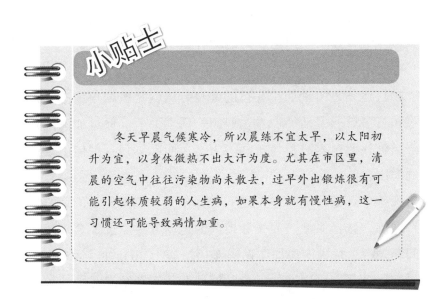

小贴士

冬天早晨气候寒冷,所以晨练不宜太早,以太阳初升为宜,以身体微热不出大汗为度。尤其在市区里,清晨的空气中往往污染物尚未散去,过早外出锻炼很有可能引起体质较弱的人生病,如果本身就有慢性病,这一习惯还可能导致病情加重。

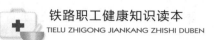

瑜伽的许多体式和呼吸法都有刺激胸腺的功能，通过刺激胸腺的分泌，来提高身体的免疫能力。

5. 骑脚踏车

自行车既是代步交通工具又是健身器材。人们应多骑车上下班，或周末、节假日骑车出游，到市郊乡间空气清新的道路上活动。身体感觉有点喘但又不影响说话的运动量，是骑脚踏车的适宜运动量。运动时间在30分钟内效果较好。

6. 游泳

游泳时，由于水温对皮肤的刺激，使得皮肤的血管急剧收缩，血管一次大力收缩后，随之是一次相应的舒张，这样一张一缩，血管就能得到锻炼，从而调节人体免疫力，提高抵抗力。

7. 健身器材

可利用爬山机、多功能训练机或跳步计时、计数器等健身器材，参照已计算好的最合适的运动心跳区间，持续运动30分钟可达到最佳锻炼效果。但在室内活动时要注意空气的流通。

8. 拍打运动

拍打运动是一种简单易行的健身方法，是按摩疗法的一种。通过拍打可以通经活络、发达肌肉、活动关节、促进血液循环、增强新陈代谢、提高身体抗病能力，从而起到强身健体、延缓衰老的作用。

锻炼中还要注意以下问题，选择阳光、氧气充足的地方进行体育锻炼。选择简便、安全和持久的运动方式。选择合理的运动时间和频率，每周应参加体育锻炼3次，每次30分钟。运动强度要适当，运动强度可以通过触摸脉搏计算，运动结束时脉搏数为每

第七编 合理膳食与适当运动

分钟170减自己的年龄是安全的运动强度,运动中稍出微汗即可。

每个人都要根据自己的健康状况和兴趣来设计适合自己的运动方式。重要的原则是:量力而行,循序渐进,持之以恒。这样才能达到强身健体、提高免疫力的作用。

改善心肺功能的运动

心肺功能适应水平较高的最明显益处,就是减少患心脏病的危险性,延年益寿。其次为减少Ⅱ型糖尿病的危险,降低血压和增加骨骼密度。心肺功能适应水平越高,精力就越充沛,不仅能完成更多的工作,而且不易疲劳。另外,心肺功能适应水平高者,睡眠质量也会更好。

下面我们来看看改善心肺功能应考虑的因素。

运动方式:通过有氧运动可以使运动者维持最佳的心肺功

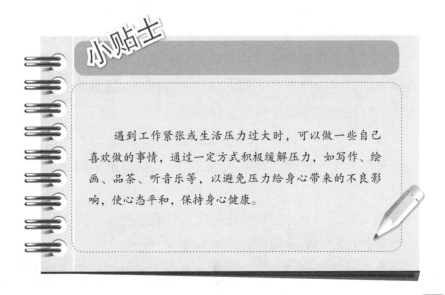

小贴士

遇到工作紧张或生活压力过大时,可以做一些自己喜欢做的事情,通过一定方式积极缓解压力,如写作、绘画、品茶、听音乐等,以避免压力给身心带来的不良影响,使心态平和,保持身心健康。

能,凡是有节奏性、全身性、长时间且强度不太高的运动都是理想的有氧运动,像快走、慢跑、有氧舞蹈、跳绳、上下台阶、游泳、骑脚踏车等运动都有助于心肺功能的提升。

运动频率:每周至少做3~5次有氧运动。

运动强度:进行有氧运动时的强度,以最大心跳率(220—年龄)的55%~75%为较佳。也就是以运动时有点喘,但还可以说话的感觉为运动强度的依据。

运动持续时间:在适当运动强度下,每次运动20~50分钟。

渐进原则:开始进行有氧运动来改善心肺功能时,应依据自己的健康和体能状况从事适当运动,而后逐渐增加运动的时间与强度;但是应避免运动量过大,或负荷增加太多的运动。

在了解了相应的运动因素后,就可以开始进行运动了,运动主要包括三个阶段:准备活动、锻炼内容、整理活动。

(1)准备活动。准备活动的目的是加快心率、升高体温,并增加肌肉中的血流量。准备活动通常是进行5~15分钟的舒缓运动,这可使机体逐渐适应剧烈的运动。选择不同方式锻炼时,准备活动的具体内容有所不同。以跑步为例,如选择步行作为锻炼方式,可按以下步骤进行准备活动。

步骤一:1~3分钟轻松的健身操(或类似的活动)练习。

步骤二:1~3分钟的步行,心率控制在高水平时的20%~30%。

步骤三:2~4分钟的拉伸练习(可任意选择)。

步骤四:2~5分钟慢跑并逐渐加速。

如果选择其他的锻炼方式而不是跑步,在按照以上步骤的同时以相应的活动方式替代步骤二和四即可。

（2）锻炼内容。锻炼内容可以为游泳、步行、跳绳、慢跑等。

游泳。此运动对于强健全身肌肉，尤其是提高人的心肺耐力裨益甚大。在水中对关节的压力小，不易受伤，但对眼睛有些损害，所以游泳时最好戴眼镜。

步行。步行运动简便易行。人在行走时，肌肉系统犹如一台水泵，把血液送回心脏，促进全身的血液循环。人的下肢是肌肉最多的部位，倘若缺乏锻炼，就不能产生足够的推动力，影响体内的新陈代谢。

跳绳。此运动最大的特点是不受天气和场地限制，一根绳和一小块地方足够。跳法可随意变换，只要能维持有效的脉搏数即可。

慢跑。如果步行达不到运动强度，可改为慢跑。选择一双合适、柔软而又富有弹性的运动鞋，对于慢跑运动者十分重要，可

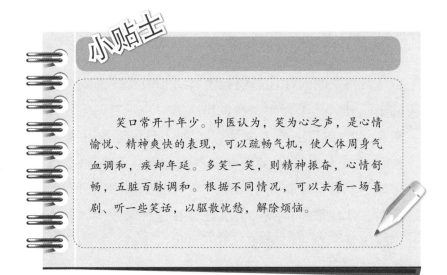

小贴士

笑口常开十年少。中医认为，笑为心之声，是心情愉悦、精神爽快的表现，可以疏畅气机，使人体周身气血调和，疾却年延。多笑一笑，则精神振奋，心情舒畅，五脏百脉调和。根据不同情况，可以去看一场喜剧、听一些笑话，以驱散忧愁，解除烦恼。

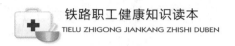

避免踝、膝部位受到伤害。

（3）整理活动。每次完整的锻炼都应包括整理活动。整理活动的主要目的是促进血液回流至心脏，以避免血液过多分布在上肢和下肢而造成头晕和昏厥。整理活动还可减轻剧烈运动后的肌肉酸痛感和心律失常。整理活动至少应包括5分钟的小强度练习（如步行、柔韧性练习等）。

促进心理健康的运动

科学证明，运动可以让人心情愉快，保持一个积极乐观的心态。因为通过适宜的运动，可以让人养成良好的作息习惯，可以改善生活质量、排解生活压力，进而让人思绪清晰、头脑灵活，更具活力，享受美好的生活。可以说，运动是塑造完善的性格、修身养性的一道良方，不仅对于躯体，对心理健康和社会适应也有非常重要的作用。下面根据一些常见的心理问题，对促进心理健康的运动进行阐述。

1.心理素质差的人

心理素质差的人往往恐惧竞争，害怕改变。遇到突发事件就会乱了阵脚、草木皆兵，在做出决策时也畏首畏尾、优柔寡断。对于生活在当下的人来说，这种心理问题往往是最致命的。建议这类人群多参加竞争激烈的运动项目，如足球、篮球、排球等。这些项目场上形势多变，紧张激烈，只有冷静沉着地应对，才能取得优势。若能经常在这种激烈的场合中接受考验，遇事就不会过于紧张，更不会惊慌失措，从而给工作和生活带来好处。

2. 天性胆小的人

天性胆小并不是一种心理疾病，只是没有接受新鲜事物的经验和意识。改善这种心理健康状况，应多参加游泳、滑冰、拳击、单双杠、跳马等项目。这些项目要求人们不断地克服胆怯心理，以勇敢、无畏的精神去战胜困难，越过障碍。经过一个时期的锻炼，胆魄和意志都得到了锻炼，为人处世也就显得从容自然了。

3. 性格内向、孤僻的人

这类人通常独来独往，不善与人交往，讨厌合作，缺乏竞争意识，对待得失也只是抱着无所谓的态度，所以经常陷在苦恼之中。建议这类人群选择接力跑、拔河等团队运动项目。坚持参加这些集体项目的锻炼，能增强自身活力，逐渐改变性格。

4. 多疑，处理事情不果断的人

这样的人往往为了追求完美而恐惧做出一些经验之外的判

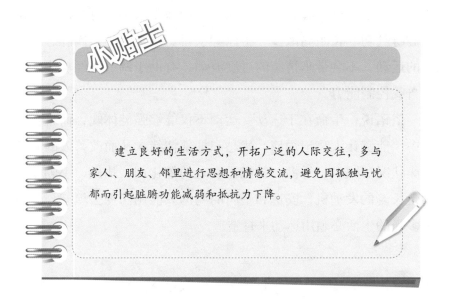

建立良好的生活方式，开拓广泛的人际交往，多与家人、朋友、邻里进行思想和情感交流，避免因孤独与忧郁而引起脏腑功能减弱和抵抗力下降。

断,所以对事物变化有诸多的怀疑和猜测,总是抱着一种观望的态度面对机遇。建议这类人群选择乒乓球、网球、羽毛球、跳高、跳远、击剑等项目。这些项目要求运动者头脑冷静、思维敏捷、判断准确、当机立断,长期进行这些运动将有助于走出多疑的思维模式。

5. 虚荣心强,遇事好逞强的人

这类人往往会因为自身的优势而过度自信,表现欲和占有欲很强,经常会感觉到孤独和烦躁。建议这类人群选择一些难度较大或动作较复杂的运动项目,如跳水、马拉松等,也可以找实力超过自己的对手下棋、打乒乓球或羽毛球等,不断提醒自己不能骄傲。

6. 性格急躁易怒的人

这类人往往会凭借主观感受评价人和事,所以也非常容易引起冲突。改善这种心理健康状况,可选择下象棋、打太极拳、练习健身气功、长距离散步、游泳等项目。这类活动多属静态、单独的运动,不会带来情绪的过度波动,有助于调节神经功能,增强自我控制能力。

俗语说,生命在于运动。运动不仅能够强健体魄,而且在运动中,能够让人忘记烦恼、忧愁和抑郁情绪,从而改善人的心理健康状况。腿懒、手懒、脑懒是衰老的催化剂,腿勤、手勤、脑勤是长寿的发动机,安逸和平庸的鸿沟只能用药物去填充,健康和多彩的生活必须用运动来打造。

知识链接 看懂食物标签和说明

食品营养标签是消费者了解食品中营养含量的重要参考工具，通过这把"营养标尺"，消费者就可以迅速地了解食品中各种营养成分的含量。营养标签是由能量含量值、其占营养素参考值（NRV）百分比构成。

NRV为营养素参考值，100%就是人体一天的需求。NRV%则表示每100克或每100毫升被标注的食品能提供该营养素的百分比。食品营养标签表达了一个食品的基本营养特性和营养信息，是消费者了解食品的营养成分和特征的来源，也是保证消费者的知情权，引导和促进健康消费的重要措施。

那么，食品标签应当如何读呢？可以从以下7个重点内容上进行学习和了解。

1. 看食品类别，明白到底是什么

标签上会标明食品的类别，类别的名称必须是国家许可的规范名称，能反映出食品的本质。例如，在一盒饮料上有注明"咖啡乳"的字样，那它究竟是一种饮料还是一种牛奶产品？如果标签上的"食品类别"项目注明"调味牛奶"，就是在牛奶当中加了点咖啡和糖，而不是水里面加了糖、增稠剂、咖啡和少量牛奶。如果是后者，那么在食品类别上就属于"乳饮料"，而不属于牛奶了。

同样，看到一个液体瓶子上画着漂亮的水果，它属于果汁还是饮料？也要看看产品类别。如果是"果汁"，那就是说完全没有加水。如果是"果汁饮料/饮品"，那就是说，加的水要比纯果汁更多。所谓饮料，就是以加水为主的液体食品，无论看起来像果汁还是像牛奶，都是在大量水里加了一点天然配料，还可以加入糖、香精、磷酸盐、增稠剂、乳化剂等，让口味和质地更加诱人。总之，无论产品名字起得如何花里胡哨，只要细看食品类别，就能明白真相。

2. 看配料表，含量大的原料排在前

食品的营养品质，取决于原料及其比例。按法规要求，含量最大的原料应当排在第一位，最少的原料排在最后一位。

例如，某麦片产品的配料表上写着"米粉、蔗糖、麦芽糊精、燕麦、核桃……"说明其中的米粉含量最高，蔗糖次之，而燕麦和核桃都很少。这样的产品，营养价值可想而知。如果产品的配料表上写着"燕麦、米粉、蔗糖、麦芽糊精、核桃……"其营养品质应当会好得多。

又如，购买一瓶看起来像牛奶的果味奶，不妨看看其中的配料表。配料表中内容越复杂，这个产品离牛奶就越远。其中你不认识的配料越多，说明非天然的成分越多。饮料产品上通常会注明"原果汁含量＞10%"或者"牛奶含量＞30%"等字样，这就是在讲，其中有多大比例是来自天然原料，其他部分是用没有营养的配料和水调配而成的。

3. 看食品添加剂，排名不分先后

目前，我国对食品添加成分的标注越来越严格。按国家标准，食品中所使用的所有食品添加剂都须在配料表中注明，即便消费者不认识也没关系。通常消费者会看到"食品添加剂"：或"食品添加剂（ ）"的字样，而冒号后面或括号里面的内容，就是食品添加剂了。因为添加剂的使用量都非常小，低于1%，所以它们"排名不分先后"。

按规定，食品添加剂不能简单用"色素"、"甜味剂"等模糊的名称，而必须注明其具体名称。这样，消费者可以从配料表的"食品添加剂"一词后面看到一些自己平日看不懂的名称，例如"柠檬黄"、"胭脂红"，和颜色有关的是色素；"阿斯巴甜"、"甜蜜素"等，和甜味有关的是甜味剂……看得多了，也会慢慢对常用食品添加剂熟悉起来。

4. 看营养成分表，不要被误导

对很多食物来说，营养素是人们最想要的。而对于以口感取胜的食物来说，也要小心其中的热量、脂肪、钠含量等指标。按我国食品标签相关法规，2013年1月1日以后出厂的每一种产品都必须注明5个基本营养数据，包括食品中所含的能量（俗称热量、卡路里）、蛋白质含量、脂肪含量、碳水化合物含量和钠含量，以及这些含量占一日营养供应参考值（NRV）的比例。

营养成分表是食品标签中最难看懂的部分，需要有一定的营养知识基础，它对普通消费者非常有用。这里简单说两个用营养成分表选购食品的诀窍。

例如，购买一种豆浆粉产品，是为了获得其中的蛋白质和其他营养成分。那通常蛋白质含量越高的产品，表示其中从大豆来的成分越多，健康作用也就更强。因此，一个100克中含有20克蛋白质的产品，通常会优于一个100克中含有15克蛋白质的产品。

又如，购买饼干和蛋糕之类的食品时，如果消费者想要控制体重，就要小心看看其中含有多少能量，多少脂肪。如果一个食品脂肪含量特别高，比如100克中含有35克脂肪，它的能量一定也会特别高。看一下"占NRV%"这一栏，其中能量这一行的数值越高，说明在吃同样数量的食品时，这种食品更容易让人长胖。

假设A产品100克所含的能量占NRV的比例是15%，B产品是20%，那么吃同样的数量时，显然B产品更容易让人长胖。不过，有些商家知道自己产品的营养成分表数据难看，他们会想方设法地"伪装"成看起来不那么扎眼的数据，这就是营养成分表的常见"猫腻"之一。

在购买饮料时，为了避免商家玩猫腻，还要仔细看一下营养成分表是按每100毫升的量来计算，还是按照一瓶（500毫升左右）或自己随便定的数量（比如240毫升）来计算的。有时候，由于其中所含能量（糖）太高，商家就选择用100毫升中所含的数值来做营养成分表，如果不仔细看，就会误以为其中能量较低糖较少，造成购买上的失误。

5. 看产品重量、净含量或固形物含量

有些产品看起来可能便宜，但如果按净含量来算，很可能反而比其他同类产品贵。

例如，一种面包产品的价格可能令你心动，产品的净含量写着120克，而另一种写着160克，两者体积也差不多大。但是实际上，前者可能只是发酵后更为蓬松，但从营养总量来说，显然后者更为合算。

6. 看生产日期和保质期

保质期指可以保证产品出厂时具备的应有品质，过期品质有所下降，但很可能仍然能够安全食用；保存期或最后食用期限则表示过了这个日期，便不能保障食用的安全性。

在保质期之内，应当选择距离生产日期最近的产品。虽然没有过期意味着食物仍具有安全性和口感，但毕竟随着时间的延长，其中的营养成分或保健成分会有不同程度的降低。

例如某种酸奶的保质期是14天，但实际上即便在冰箱中储藏，其中的乳酸菌活菌数量都在不断降低。所以，为了获得其中的健康益处，最好能够选择距离生产日期最近的酸奶。

同时，保质条件也极为重要。比如一种瓶装牛奶或一包豆制品，包装上标明在4℃~6℃下能储藏5天，若在室温下存放，很可能1天之后就坏掉了。消费者必须注意食品包装上对储藏条件的说明。

7. 看认证标志和产地信息

很多食品的包装上有各种质量认证标志，比如有机食品标志、绿色食品标志、无公害食品标志、原产地标志、ISO认证标志、QS标志等。QS标志是所有食品市场准入标志，没有它的食品就不能在超市销售。

有机、绿色和无公害标志代表着产品的安全品质符合相关标准，特别是在农药残留方面有一定优势，但这不代表营养品质更好。原产地标志代表产品出自最佳产地，能达到这个产地所出产的知名农产品的应有品质。

ISO认证标志代表着企业的管理质量，表明对生产过程的控制和管理能力较强，有利于预防生产事故和不合格产品的出现，但与营养价值没有关系。

消费者可以在网上查询各种认证标志的图形和具体意义。一般来说，在其他指标相同的情况下，最好能够优先选择有认证的产品。

细看以上信息之后，产品的优劣就一目了然，广告宣传也不再能够轻易"忽悠"消费者购买那些对厂家来说利润最大的产品了。

第八编 健康体检常识

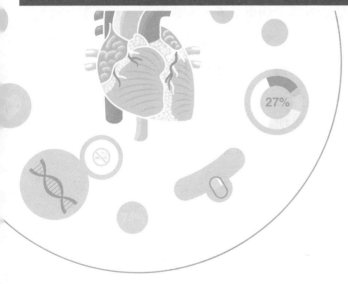

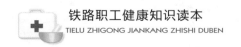

体检注意事项

为了保证顺利完成健康体检,请注意如下事项。

1. 诊室检查需要注意的事项

在内科、外科、眼科、耳鼻喉科、口腔科、妇科等诊室检查时,医生会进行病史的询问和专科体格检查,医生需要尽可能多地知道相关信息,才能结合各项辅助检查,对受检者的身体状况做出综合评价,所以需要如实告诉医生既往病史、家族病史、过敏史和当前用药情况。另外,请不要随意放弃体检项目,例如在外科诊室,很多人不愿做肛门指诊检查,而肛门指诊是发现直肠病变最简便易行的方法,如果放弃,其他的仪器检查中就没有这个部位的检查了,也就容易造成漏检。在眼科诊室检查中要注意,如果平时佩戴隐形眼镜,那么体检时请换成框架眼镜,否则无法进行眼底和眼压检查。

2. 测量血压的注意事项

经常有人一到医院测血压,心情就紧张,血压就升高,即所谓的"白大褂高血压",如果您有这种情况,请不必紧张,测血压前休息10～15分钟,全身放松,穿着宽松的上衣,以便检查。

3. 腹部B超检查的注意事项

做这项检查时一定要空腹,因为肝脏分泌的胆汁会储存在胆囊内,经过一定时间的空腹,胆囊内就会储存足够多的胆汁,使B超可以探测到胆囊的影像。一旦进食,胆囊就会收缩以排出胆汁参与食物的消化,胆囊就看不见了。而且进食后的肠胀气也会影响腹部超声的探查。如果您是慢性病患者,需要按时服药的话,您可以用不超过50毫升的白开水送服,不会影响体检结果。

4. 碳13检测的注意事项

做幽门螺旋杆菌碳13呼气试验的时候,也一定要空腹检测。这个项目需要两次吹气才能完成。第一次吐气后,医护人员会给受检者用少量水服下一粒胶囊,半小时后再进行第二次吹气,这期间受检者可以做其他项目。注意千万不能进食进水,并一定要按时返回碳13检查处,完成第二次吹气。第二次吹气后,如果没有其他空腹项目,才能进食。

5. 抽血的注意事项

若既往有晕针晕血的现象,请抽血前告诉医护人员。采血后,请用棉签稍用力按压穿刺点5分钟以上,不要揉,以免出现皮下淤血,并把用过的棉签放入垃圾桶。

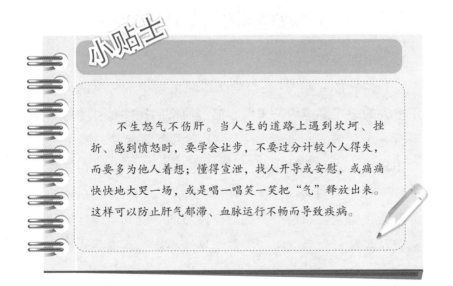

小贴士

不生怒气不伤肝。当人生的道路上遇到坎坷、挫折、感到愤怒时,要学会让步,不要过分计较个人得失,而要多为他人着想;懂得宣泄,找人开导或安慰,或痛痛快快地大哭一场,或是唱一唱笑一笑把"气"释放出来。这样可以防止肝气郁滞、血脉运行不畅而导致疾病。

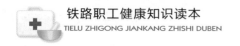

6. 体检前不宜吃的食物

体检前1~3天饮食要清淡，以下食物容易影响体检结果，检查前尽量少食。一是含碘高的食品。体检前两周不要食用含碘量高的食品，如深海鱼油、藻类、海带、海鱼、海蜇皮等，这些海产品含碘量高，会影响甲状腺功能检测。二是含嘌呤高的食物。由于嘌呤类的食物对尿酸检测有影响，所以不要吃含嘌呤高的食物，如动物内脏、海鲜类食品。

7. 留尿的注意事项

通常尿常规检查的样本要求为"中段尿"，就是把整个排尿过程分为三段：开始的叫头段，最后的叫末段，中间大部分尿是"中段尿"。女性应冲洗外阴后留取尿标本，并避开月经期，防止混入阴道分泌物或月经血；男性应避免精液和前列腺液的污染，否则会影响尿常规的检测结果。

体检报告中常见名词解读

1. 心电图报告

（1）窦性心律：这是心电图诊断报告中最常见的词汇。所有正常人的心律都应该是窦性心律。通俗的比喻是：心脏正常跳动要有一个最高司令部来指挥，这个司令部就是心脏中一个叫做"窦房结"的部位。由它发出的电生理信号指挥心脏跳动的节律就叫做"窦性心律"。如果窦房结不工作了，心脏的其他部位就会代替它发布命令，如心房发布命令就叫"房性心律"、房室交界区发布命令就叫"房室交界性心律"，这些心律都是不正常的。

第八编 健康体检常识

（2）窦性心律失常：窦房结正常的工作状态应该是心律规整，每分钟60～100次。而窦性心律失常是指窦房结虽然在工作，但是它的工作状态不好，出现过快、过慢或者不齐的现象，在心电图的诊断报告中就会有"窦性心动过速"、"窦性心动过缓"、"窦性心律不齐"等名词，窦性心律失常在正常人中也很多见。

（3）早搏（期前收缩）：在两次正常的窦性心律之间，突然有心脏其他部位兴奋性过高，"越位"来发布一次命令指挥心脏跳动，心电图就会出现"早搏"，心房产生的早搏叫"房性早搏"、房室结产生的早搏叫"房室结性早搏"、心室产生的早搏叫"室性早搏"。早搏是一种很常见的心律失常，在正常人中也十分常见，多数人并没有不适症状，偶尔会感到心脏会有一下特别剧烈的跳动，如果频发早搏，最好去医院就诊。

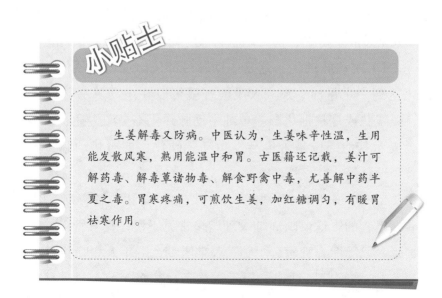

生姜解毒又防病。中医认为，生姜味辛性温，生用能发散风寒，熟用能温中和胃。古医籍还记载，姜汁可解药毒、解毒草诸物毒、解食野禽中毒，尤善解中药半夏之毒。胃寒疼痛，可煎饮生姜，加红糖调匀，有暖胃祛寒作用。

（4）心房纤颤：所有正常人的心房、心室肌细胞都要听从窦房结的指挥，步调一致，才能使整个心脏有规律的收缩，推动血液流动。如果心房肌细胞不听命令了，不一起跳，如同一支拔河的队伍，队员们不听从队长的哨声，你拉你的，他拉他的，形成每分钟350~600次的异位节律，不能形成合力，心电图上看不到心房波形，就叫房颤。

（5）传导阻滞：从窦房结发出命令，到心房、心室产生收缩动作完成心脏的泵血功能，会按照一定时间和顺序依次完成，在这个动作传导过程中发生异常就会产生传导阻滞。可分为"窦房传导阻滞"、"房室传导阻滞"和"束支传导阻滞"。

（6）ST-T改变：心肌炎、心肌缺血都会出现ST-T改变，需要进一步就诊。

2. X线报告

职工健康体检中有数字胸片和颈椎正侧位片的项目，报告中除了"未见异常"或"正常"结论外，还可能见到以下专业词汇。

（1）主动脉钙化：这是主动脉弓部位出现动脉硬化，而且钙化达到一定量时，胸部X线检查就可以在主动脉弓部看到条状、弧线状或片状钙化影。单纯主动脉硬化不会产生症状，但往往会提示其他部位是否也会发生动脉硬化，如冠状动脉、脑血管、肾动脉等。

（2）肺纹理增多：肺纹理主要是肺动脉、肺静脉、支气管、淋巴管的影像反映。肺纹理增多常见于慢性支气管炎、支气管扩张、风湿性心脏病、尘肺、长期吸烟、老年人和肥胖者。

（3）胸膜肥厚粘连：提示受检者往往多年前有过症状轻微

第八编 健康体检常识

的胸膜炎症。

（4）颈椎骨质增生：在颈椎X片上有椎间隙变窄，椎体前、后缘骨质增生，或显示双侧或单侧椎突变形、颈椎生理曲度改变、韧带钙化等。

3. 超声报告

在超声诊断中，医生通常会明确提示这些脏器可能的诊断，最常见的如：脂肪肝、肝囊肿、胆囊炎、胆囊结石、胆囊息肉、前列腺增生、甲状腺结节、子宫肌瘤、乳腺增生等，如果需要进一步明确诊断或就诊治疗，医生会在体检结论中给予提示。

占位性病变是医学影像诊断学中的常见名词，不是临床诊断名词。通常指肿瘤、寄生虫、结石、血肿等，不涉及疾病的病因。至于占位性病变的性质（良性还是恶性），必须由临床医生结合病史、进行辅助检查等通过综合分析之后才能做出诊断。

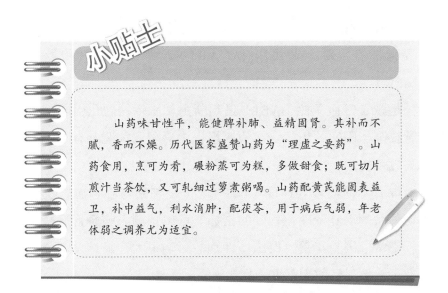

山药味甘性平，能健脾补肺、益精固肾。其补而不腻，香而不燥。历代医家盛赞山药为"理虚之要药"。山药食用，烹可为肴，碾粉蒸可为糕，多做甜食；既可切片煎汁当茶饮，又可轧细过箩煮粥喝。山药配黄芪能固表益卫，补中益气，利水消肿；配茯苓，用于病后气弱，年老体弱之调养尤为适宜。

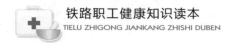

4. 人体成分分析报告

在人体成分报告中，会提供细胞内、外水分，蛋白质，无机盐，体脂肪的指标，对肌肉脂肪成分、肥胖程度、肌肉力量均衡程度进行分析，提出体重控制目标的建议。

5. 骨密度报告

骨密度又叫骨骼矿物质密度，是骨骼强度的一个重要指标。以克/平方厘米表示，在报告中有T、Z值两个指标。T值是将检查所得到的骨密度与正常年轻人群的骨密度相比，得出高于或低于年轻人的标准差，是诊断骨质疏松最有意义的数值。Z值是将检查所测得的骨密度与正常同龄人群的骨密度比较而得出的值，对诊断骨质疏松意义不大，但可以反映骨质疏松的严重程度。

6. 动脉硬化检测报告

动脉硬化主要检测血压、血管硬度、下肢血管堵塞状况。主要指标有足踝上臂血压比（ABI）与踝肱脉搏波传导速度（baPWV）。

足踝±臂血压比（ABI）是判断由动脉粥样硬化引起的下肢动脉狭窄、阻塞的指标。在检测报告中对阻塞情况会有明确的图形和数字提示。

踝肱脉搏波传导速度（baPWV）是判断与心脑血管疾病有密切关系的动脉壁硬化程度的指标，可以预测心脑血管疾病的风险。正常值因受年龄、血压、性别的影响很大，很难设定统一的标准正常值，目前用基准线做参考。

第八编 健康体检常识

检验指标的分类意义

（1）主要反映肝功能的检验指标：①蛋白质合成指标：血清总蛋白、白蛋白；②胆红素代谢指标：总胆红素、直接胆红素；③血清酶学检查指标：丙氨酸氨基转移酶、天门冬氨酸氨基转移酶、碱性磷酸酶、γ-谷氨酰转移酶。

（2）主要反映肾功能的检验指标：血清肌酐、血清尿素、血清尿酸、胱抑素。

（3）主要反映血脂代谢的检验指标：总胆固醇、甘油三酯、高密度脂蛋白胆固醇、低密度脂蛋白胆固醇。

（4）主要反映血糖代谢的检验指标：空腹血糖、糖化血红蛋白。

（5）主要反映急性心肌损伤的检验指标：乳酸脱氢酶、高

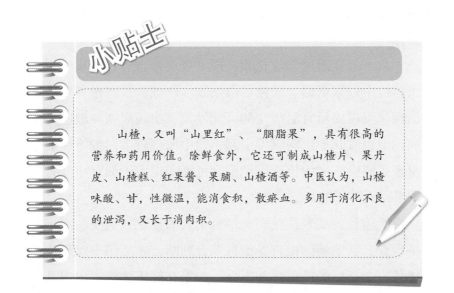

小贴士

山楂，又叫"山里红"、"胭脂果"，具有很高的营养和药用价值。除鲜食外，它还可制成山楂片、果丹皮、山楂糕、红果酱、果脯、山楂酒等。中医认为，山楂味酸、甘，性微温，能消食积，散瘀血。多用于消化不良的泄泻，又长于消肉积。

敏C反应蛋白是预测心脑血管疾病危险因素的指标。

（6）主要反映甲状腺功能的检验指标：三碘甲状腺原氨酸、甲状腺素、促甲状腺激素。

（7）主要反映免疫功能的检验指标：类风湿因子（RF）、抗链"O"。

（8）肿瘤标志物：甲胎蛋白（AFP）、癌胚抗原（CEA）、糖链抗原CA15-3、糖链抗原CA12-5、总前列腺特异抗原t-PSA。

（9）主要反映血液无机物的检验指标：钾、钠、氯、钙。钾、钠、氯主要反映是否有电解质紊乱。

（10）怎样看血常规化验：通常血常规会出20余项结果。在健康体检中以白细胞、红细胞、血红蛋白和血小板最有诊断参考价值，只要这几个指标正常，其他次要指标高点低点无大碍。红细胞和血红蛋白是诊断贫血的主要参考指标；白细胞及分类是诊断感染性疾病和白血病的主要指标；血小板是诊断凝血功能的主要指标。

（11）怎样看尿常规化验：尿常规通常也有10余项结果，在健康体检中以尿蛋白、尿糖、白细胞、红细胞最有参考价值。一旦出现尿蛋白提示肾脏病变的可能性大；出现尿糖一般应考虑糖尿病，但也有其他疾病继发引起；尿中出现较多白细胞一般会考虑泌尿系感染；尿中出现红细胞则可能考虑由于如肾小球肾炎、泌尿系结石等引起。

检验项目的结果往往需要结合个人的症状、病史、家族史、体格检查、其他辅助检查等信息综合判断，才能用于疾病诊断，单纯某一个指标的针对性并不强。如果在健康体检中出现某些检验指标（特别是肿瘤标志物）的异常，不要自行对号入座，建议及时到医院征求专科医生的意见和建议，避免增加不必要的心理负担。

对肿瘤标志物的正确认识

肿瘤标志物是指在肿瘤的发生和增殖过程中，由肿瘤细胞本身所产生的或者是由机体对肿瘤细胞反应而产生的，反映肿瘤存在和生长的一类物质，包括蛋白质、激素、酶（同工酶）及癌基因产物等。化验患者血液或体液中的肿瘤标志物，可在肿瘤普查中早期发现肿瘤，并观察肿瘤治疗的疗效以及判断患者预后。

那么对于众多的肿瘤标志物，临床上如何选择呢？不同的肿瘤会有一些相对特异的肿瘤标志物，如CA15-3常出现在乳腺

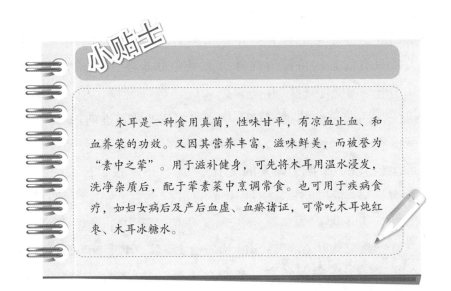

木耳是一种食用真菌，性味甘平，有凉血止血、和血养荣的功效。又因其营养丰富，滋味鲜美，而被誉为"素中之荤"。用于滋补健身，可先将木耳用温水浸发，洗净杂质后，配于荤素菜中烹调常食。也可用于疾病食疗，如妇女病后及产后血虚、血瘀诸证，可常吃木耳炖红枣、木耳冰糖水。

癌；CEA常出现在肠癌、胃癌；CA12-5常出现在卵巢癌等。临床医生会根据不同的肿瘤检查不同的标志物。同一种肿瘤或不同类型的肿瘤可有一种或几种肿瘤标志物异常；同一种肿瘤标志物可在不同的肿瘤中出现。为提高肿瘤标志物的辅助诊断价值和确定何种标志物可作为治疗后的随访监测指标，可进行肿瘤标志物联合检测，合理选择几项灵敏度、特异性能互补的肿瘤标志物组成最佳组合，进行联合检测。

由于绝大多数肿瘤标志物可同时存在于恶性肿瘤及某些良性肿瘤、炎症，甚至正常组织中，所以，肿瘤标志物的特异性比较差，也就是说肿瘤标志物高不一定是肿瘤造成的；结果正常在某些情况下也不能完全排除肿瘤。比如病毒性肝炎、肝硬化时，AFP、CEA等肿瘤标志物都有可能升高。同样，如原发性肝癌AFP的阳性率仅达75%到90%，也就是说至少还有10%左右的原发性肝癌患者的AFP为阴性。因此，肿瘤的诊断不能单独依靠肿瘤标志物的检查。单次肿瘤标志物升高的临床意义并不大，只有动态的持续升高才有意义。如果体检中发现某个或某几个肿瘤标志物持续升高，那么应该提高警惕，但也不必过分担忧，需要进一步通过CT、B超、MR或最先进的PET/CT等手段检查，以明确诊断。如果肿瘤标志物只是单次轻度升高或每次检查的结果没有大的变化，就不必紧张了。总之，各种肿瘤标志物只能作为辅助诊断的指标之一，在没有明确诊断前，千万不要因为某项指标轻度升高就认为自己患了癌症，而应该提高警惕，做进一步的检查和观察。但对于已确诊的肿瘤，肿瘤标志物检查的意义就非常大了，如肿瘤标志物的升高

第八编 健康体检常识

往往预示着肿瘤的复发或治疗效果不理想,可提示医生调整治疗方案。

目前对肿瘤标志物检查结果认识上存在两大误区。误区之一是有肿瘤标志物异常就认为有恶性肿瘤。误区之二是肿瘤标志物正常就认为无恶性肿瘤。因为大多肿瘤标志物缺乏特异性,许多良性病变均可导致其异常,因此其升高不一定都是肿瘤。另外有些确诊为肿瘤患者其肿瘤标志物在正常范围,这可能与其产生肿瘤标志物水平较低或基因不表达有关。因此,对肿瘤标志物检查结果要正确分析,动态检测的临床意义更大。尽管临床上对高危人群体检中也能发现早期肿瘤患者,但肿瘤标志物的检查结果在诊断中只有辅助诊断价值,应结合临床及其他检查综合判断。

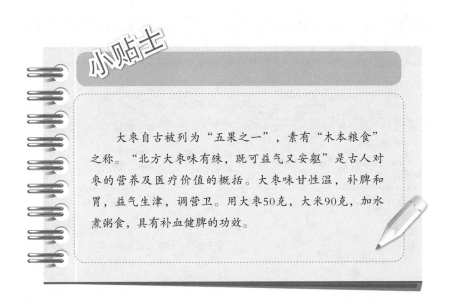

大枣自古被列为"五果之一",素有"木本粮食"之称。"北方大枣味有殊,既可益气又安躯"是古人对枣的营养及医疗价值的概括。大枣味甘性温,补脾和胃,益气生津,调营卫。用大枣50克,大米90克,加水煮粥食,具有补血健脾的功效。

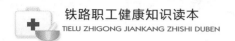

体检主要指标结果速查

1. 血常规

检查项目	参考值	指标意义
红细胞相关指标 4 项		
红细胞计数 （RBC）	男：$(4.0\sim5.5)\times10^{12}/L$ 女：$(3.5\sim5.0)\times10^{12}/L$	↑生理性增多：见于禁（脱）水、重体力劳动、妊娠等 ↑病理性增多：见于大面积烧伤、真性红细胞增多症、先天性心脏病等 ↓减少：见于各种贫血或大量失血
红细胞比积 （PCV）	男：$0.40\sim0.50$ 女：$0.37\sim0.49$ （温氏法）	↑增多：可能有脱水或红细胞增多症等 ↓减少：可能有贫血，但贫血程度与红细胞数不一定平行，有助于贫血分型
红细胞平均体积（MCV）	$80\sim100fl$ （血细胞分析仪法）	↑增多：表示红细胞过大，为大细胞性贫血。见于缺乏维生素B_{12}和叶酸的贫血等 ↓减少：表示红细胞较小，为小细胞性贫血等
红细胞体积分布宽度（RDW）	$11.5\%\sim14.5\%$	↑增多：缺铁性贫血
血红蛋白相关指标 3 项		
血红蛋白 （Hb）	男：$(120\sim160)g/L$ 女：$(110\sim150)g/L$	↑增多：生理性增高和病理性增高，同红细胞计数 ↓减少：见于各种贫血等
平均红细胞血红蛋白含量（MCH）	$27\sim34pg$ （血细胞分析仪法）	↑增多：可能为大细胞性贫血 ↓减少：可能为单纯小细胞性贫血或小细胞低色素性贫血
平均红细胞血红蛋白浓度（MCHC）	$320\sim360g/L$	↑增多：可能为大细胞性贫血 ↓减少：可能为小细胞低色素性贫血
白细胞计数 （WBC）	$(4.0\sim10.0)\times10^9/L$	↑生理性增多：发生于新生儿、孕妇、或剧烈运动后及发热、疼痛等 ↑病理性增多：细菌病毒感染（最常见）、过敏、中毒、组织损伤或坏死等病理性原因造成。可能是血液病的早期表现，如再生障碍性贫血等 ↓减少：常见于某些病毒感染、射线照射或药物化疗等

续上表

检查项目	参考值	指标意义
白细胞相关指标6项		
中性粒细胞比率（N）	50%～70%	↑生理性增多：发生于新生儿、孕妇，或剧烈运动后及发热、疼痛等 ↑病理性增多：细菌病毒感染（最常见）、过敏、中毒、组织损伤或坏死等病理性原因造成。可能是血液病的早期表现，如再生障碍性贫血等 ↓减少：常见于病毒感染、射线照射、药物化疗、再生障碍性贫血、脾功能亢进等
淋巴细胞比率（L）	20%～40%	↑增多：常见于某些急性传染病（如麻疹、风疹、腮腺炎、水痘等病毒感染）、某些慢性感染（如结核）、肾移植术后排斥反应、淋巴细胞白血病等 ↓减少：主要见于放射线损伤、免疫缺陷性疾病、丙种球蛋白缺乏症，应用肾上腺皮质激素等
嗜酸性粒细胞	0.5%～5%	↑增多：见于寄生虫病、过敏性疾病及某些皮肤病
嗜碱性粒细胞（B）	0～1%	↑增多：常见于过敏性疾病和慢性粒细胞白血病
单核细胞（M）	3%～8%	↑增多：见于某些感染（结核、伤寒、疟疾、感染性心内膜炎）、某些血液病（单核细胞白血病、霍奇金淋巴瘤）、急性传染病的恢复期
血小板相关指标3项		
血小板计数（PLT）	$(100～300)×10^9/L$	↑增多：>$400×10^9/L$，见于骨髓增殖性疾病（如真性红细胞增多症、原发性血小板增多症等），以及急性感染、急性大出血、某些癌症患者等会有轻度增多 ↓生理性减少：<$100×10^9/L$，短期内运动量大、女性经期等，并非疾病因素 ↓病理性减少：<$100×10^9/L$，接受抗病毒治疗、化疗等药物引起的血小板数降低；血液系统疾病，如再生障碍性贫血、放射性损伤、急性白血病、血小板减少性紫癜、骨髓原发和转移性肿瘤等。其他疾病，如肝硬化、慢性肝病等
血小板平均容积（MPV）	7.0～11.0fl	↑增高：见于血小板破坏增加而骨髓代偿功能良好 ↓减低：血小板生成减少，骨髓造血功能不良
血小板分布宽度（PDW）	15.0%～17.0%	↑增高：见于巨幼红细胞贫血、慢性粒细胞白血病、脾切除、巨大血小板综合征、血栓性疾病等

2. 尿常规

检查项目	参考值	指标意义
尿物理学检查		
比重（SG）	24小时尿：1.010～1.025 随意尿：1.005～1.030	↑随意尿增高：比重≥1.025，表示肾脏浓缩功能异常 ↓随意尿降低：比重≤1.005，表示肾脏稀释功能异常 固定在1.010左右，为肾实质受损，肾脏浓缩及稀释功能降低所致 ↑24小时高比重尿：见于高热脱水、急性肾小球肾炎、心功能不全。蛋白尿及糖尿病病人尿比重亦增高 ↓24小时低比重尿：见于尿崩症、慢性肾炎等肾脏浓缩功能减退时，适应利尿剂或水分摄入过多等
尿量	1 000～2 000ml/24h	↑多尿：超过2 500ml/24h ↓少尿：低于400ml/24h ↓无尿：低于100ml/24h 饮水量、运动、出汗、气温皆可影响尿量
尿化学检查		
酸碱值（pH）	一般为6.0左右，常在4.5～8.0波动	↑增高：见于碱中毒、尿潴留、膀胱炎、应用利尿剂、肾小管性酸中毒等 ↓降低：见于酸中毒、高热、痛风、糖尿病及口服氯化铵、维生素C等酸性药物
尿蛋白（PRO）定性检查	阴性（-）	阳性（+）：见于急性、慢性肾小球肾炎、肾盂肾炎、肾病综合征、肾衰竭、糖尿病高血压肾病、妊娠高血压综合征、系统性红斑狼疮等。尿液中有微量蛋白质（<150mg/24h），可能是由于肌肉过度运动、冷水浴过久、摄入蛋白质过多等
尿糖定性检查	阴性（-）	阳性（+）：考虑是否为糖尿病、甲状腺功能亢进、嗜铬细胞瘤等。大量吃糖或推注葡萄糖时，会有短暂的尿糖出现
尿潜血（ERY）	阴性（-）	阳性（+）：常见于尿路结石、肾炎、感染、外伤、泌尿系统肿瘤或出血性疾病等
酮体（KET）	阴性（-）	阳性（+）：通常剧烈运动、禁食、长期饥饿、妊娠剧吐、应激状态时，脂肪分解代谢增强，尿中酮体呈阳性（+）；糖尿病病人一旦出现尿酮体，应考虑酮症酸中毒

第八编 健康体检常识

续上表

检查项目	参考值	指标意义
尿胆红素（BIL）	阴性（-）	阳性（+）：见于急性黄疸性肝炎、胆汁淤积性黄疸
尿胆原（MRO）	阴性（-）或弱阳性	↑升高：见于溶血性黄疸、急性肝炎、肝硬化等疾病 ↓降低：尿中没有尿胆原，表示为胆道阻塞
亚硝酸盐（NIT）	阴性（-）	阳性（+）：提示有结石的可能 尿路感染的过筛试验。 阳性（+）尿路感染可能为大肠埃希菌、肠杆菌引起，变形杆菌呈弱阳性 阴性（-）：尿路感染可能为淋病双球菌、葡萄球菌、结核分枝杆菌等
尿液显微镜检查			
尿红细胞计数（RBC）	0～5/高倍镜视野	镜下血尿：＞5/高倍镜视野 肉眼血尿：大量红细胞时，肉眼可见 镜下血尿和肉眼血尿可见于泌尿系统、肾脏疾病、结石、肿瘤等
尿白细胞（LEM）	0～5/高倍镜视野	↑升高：＞5/高倍镜视野，表示尿路感染，如肾盂肾炎、膀胱炎、尿道炎等。大量白细胞肉眼可见脓尿
尿上皮细胞（SPC）	少量	↑升高：可能为泌尿系统炎症，如肾小球肾炎。若肾小管有病变时，可见许多形态为小圆形的上皮细胞
尿管型（KLG）	阴性（-）	细胞管型 红细胞管型：常见于急性肾炎与慢性肾炎急性发作 白细胞管型：表示肾小管内有炎症，常见于肾盂肾炎 上皮细胞管型：见于肾小管病变 颗粒管型 细颗粒管型：见于慢性肾炎或急性肾炎后期 粗颗粒管型：见于慢性肾炎或药物中毒、重金属中毒引起的肾小管损伤 脂肪管型：肾小管上皮脂肪变性，见于肾病综合征、慢性肾小球肾炎急性发作、中毒性肾病 肾衰竭管型：可见于急性肾衰竭多尿期。如果慢性肾衰竭发现此类管型，提示预后不良

3. 便常规

检查项目	参考值	指标意义
		粪便物理学检查
外观颜色	呈黄褐色圆柱形软便，婴儿为黄色或金黄色糊状便	黑色便：上消化道出血，食入炭末、铁剂、铋剂、动物肝脏、动物血等 红色便：见于下消化道及肠道下段出血，如痔疮、肛裂、肠息肉、结肠癌等；服用朴蛲灵、酚酞、利福平、保泰松、阿司匹林等药物；进食西红柿、西瓜等红色食物 果酱色：见于阿米巴痢疾、肠套叠等 灰白色：见于完全性胆道阻塞，肠道梗阻，以及服钡餐造影后 绿色便：见于肠管蠕动过快，胆绿素在肠内尚未转变为粪胆素所致，如婴幼儿急性腹泻等，以及粪便中混有未消化的蔬菜等
形态	条状或稠粥样，不混有黏液、脓血、寄生虫体等	水样便：见于急性肠道传染病、急性肠炎、食物中毒、婴幼儿腹泻，急性肠炎以及胃空肠吻合术后倾倒综合征等 蛋花汤样便：常见于婴幼儿腹泻 黏液便：见于过敏性结肠炎、慢性结肠炎等 脓血便：见于急慢性痢疾、血吸虫病、溃疡性结肠炎、结肠癌、直肠癌等 鲜血便：多为小肠段或结肠上段，肛门或直肠出血 柏油样便：见于上消化道出血如溃疡病出血、食管静脉曲张破裂、消化道肿瘤等 乳凝样便：见于婴儿脂肪或酪蛋白消化不良等 细条状便：见于结肠癌等所致直肠狭窄 米泔样便：见于霍乱、副霍乱等 羊粪样：痉挛性便秘，老年习惯性便秘 白陶土样便：见于各种原因引起的胆管阻塞患者 泡沫便：粪便中有泡沫，表示进食糖类过多；如奶片较多，表示进乳多，脂肪或蛋白质消化不全 油花便：粪便中浮有"油花"，多系脂肪类进食过多、不消化所致

第八编 健康体检常识

续上表

检查项目	参考值	指标意义
粪便化验检查		
粪便潜血试验（FOBT）	阴性（-）	阳性（+）：见于胃肠道恶性肿瘤、伤寒、溃疡病、肝硬化等所引起的消化道出血。胃癌时可持弱阳性 间断性阳性（+）：提示消化道溃疡 持续性阳性（+）：提示消化道癌症 假阳性：摄入引起肠胃出血的药物，如阿司匹林、皮质类固醇、非类固醇抗炎药，可造 OBT 假阳性 假阴性：摄入大量维生素 C，则可造成 OBT 假阴性
粪胆红素	阴性（-）	阳性（+）：见于溶血性黄疸和肝性黄疸等
粪胆素和粪胆原	阳性（+）	阴性（-）：当粪胆素含量减少时表明有胆道梗阻，完全梗阻时粪便外观呈白陶土样，粪胆素和粪胆原实验呈阴性
粪便显微镜检查		
红细胞	0/ 高倍显微镜	阳性（+）：常见于下消化道出血、肠道炎症、溃疡性结肠炎、结肠癌、直肠癌、直肠息肉、痔疮出血、细菌性痢疾和阿米巴痢疾等
白细胞	0～2/ 高倍显微镜	↑白细胞少量增加：0～15/ 高倍显微镜，结肠、直肠、小肠细菌性或非细菌性感染、变态反应性肠病或其他原因所致肠病等。溃疡性结肠炎或细菌性痢疾时可发现大量吞噬细胞 ↑↑白细胞明显增加：＞15/ 高倍显微镜，常为细菌性痢疾或阿米巴样痢疾 ↑嗜酸性粒细胞：不仅白细胞数量增加，且嗜酸性粒细胞增多，见于过敏性肠炎、肠道寄生虫病
上皮细胞	少量	↑增多：肠壁有炎症，如坏死性肠炎、溃烂性肠癌等
寄生虫卵	无	阳性（+）：患寄生虫病时可检得相应的寄生虫卵

4. 糖代谢相关指标

检查项目	参考值	指标意义
空腹血糖（FBG）	3.9～6.1mmol/L	↑生理性增高：见于高糖饮食、剧烈运动、情绪激动等 ↑病理性增高：见于各型糖尿病；内分泌疾病，如甲状腺功能亢进症、巨人症、肢端肥大症、皮质醇增多症、嗜铬细胞瘤等；颅脑损伤、脑卒中、心肌梗死等出现应激性高血糖；口服避孕药、注射肾上腺素等出现药源性高血糖；高热、呕吐、腹泻、脱水、麻醉、缺氧等也可引起高血糖 ↓生理性减低：饥饿、长期剧烈运动、妊娠期等 ↓病理性减低：胰岛B细胞增生和肿瘤等病变使胰岛素分泌过多；使用胰岛素或降血糖药物过多；垂体前叶或肾上腺皮质功能减退，使肾上腺皮质激素、生长激素分泌不足；肝脏严重损害时不能有效地调节血糖，当糖摄入不足时容易发生低血糖
餐后2小时血糖	<7.8mmol/L	糖耐量降低：餐后2小时血糖7.8～11.1mmol/L，表示体内葡萄糖代谢不佳，可能存在胰岛B细胞分泌胰岛素功能减退或胰岛素抵抗 糖尿病：餐后2小时血糖≥11.1mmol/L，可诊断为糖尿病
口服葡萄糖耐量试验（OGTT）	空腹血糖正常值： 3.9～6.1mmoL/L 服糖后2小时： <7.80mmol/L	**糖尿病前期** 空腹血糖受损（IFG）：空腹血糖6.1～7.0mmol/L 糖耐量减低（IGT）：空腹血糖在6.1～7.0mmol/L 餐后2小时血糖7.8～11.1mmol/L **糖尿病** 具有糖尿病"多饮、多尿、多食、消瘦"典型症状，2次空腹血糖（禁食8小时以上）≥7.0mmol/L，或2次餐后2小时（或任意时间）血糖≥11.1mmol/L，或以上两种情况各1次，即可诊断糖尿病。 没有典型症状，仅1次空腹血糖≥7.0mmol/L和（或）1次餐后2小时血糖≥11.1mmol/L，需再重复检测一次，或口服75g葡萄糖或馒头进行糖耐量试验（OGTT），仍达以上值者，可以确诊为糖尿病

第八编 健康体检常识

续上表

检查项目	参考值	指标意义
糖化血红蛋白（HbA1c）	4%～6%	<4% 控制偏低，患者容易出现低血糖 6%～7%——控制理想 7%～8%——可以接受 8%～9%——控制不好 >9%——控制很差，是糖尿病并发症发生发展的危险因素
糖化血清蛋白（CSP）	(1.9±0.25)：mmol/L	↑升高：在过去2～3周内糖尿病控制不良
胰岛素释放试验	血浆胰岛素：10～20mU/L 正常人空腹胰岛素水平为5～20mU/L，服葡萄糖后增加5～10倍，高峰在30～60分钟	主要用于糖尿病的分型诊断及低血糖的诊断与鉴别诊断
C-肽释放试验	正常人空腹C-肽水平为0.3～1.3mmol/L，服糖后升高5倍左右，高峰在60分钟	↓口服葡萄糖后1小时血清C肽水平降低，提示胰岛B细胞储备功能不足

5. 脂代谢相关指标

检查项目	参考值	指标意义
总胆固醇（TC）	2.9～6.0mmol/L（酶法）	↓降低：见于甲状腺功能亢进症、严重的肝脏疾病、贫血、营养不良和慢性消耗性疾病等 ↑升高：见于各种高脂蛋白血症，胆汁淤积性黄疸、甲状腺功能减退症、肾病综合征、长期吸烟、饮酒、精神紧张等
低密度脂蛋白胆固醇（LDL-C）	2.07～3.12mmol/L（沉淀法）	↑升高：主要用于判断冠心病的危险性。也可见于甲状腺功能减退症、肾病综合征、肥胖症等 ↓降低：见于甲状腺功能亢进、肝硬化及低脂饮食和运动

199

续上表

检查项目	参考值	指标意义
高密度脂蛋白胆固醇（HDL-C）	0.94～2.0mmol/L（沉淀法）	↑升高：对防止动脉粥样硬化、预防冠心病的发生有重要作用 ↓降低：常见于动脉粥样硬化、急性感染、糖尿病、肾病综合征 肥胖、吸烟、糖尿病、高甘油三酯血症、肝炎和肝硬化、严重营养不良等疾病状态可伴有低 HDL-C，而少至中量饮酒和体力活动会升高 HDL-C
甘油三酯（TG）	男性：0.44～1.76mmol/L 女性：0.39～1.49mmol/L	↑升高：见于冠心病、动脉粥样硬化症、肥胖症、糖尿病、痛风等 ↓降低：见于无β-脂蛋白血症、严重的肝脏疾病、吸收不良、甲状腺功能亢进症等
载体蛋白 A_1（Apo-A_1）	男性：（1.42±0.17）g/L 女性：（1.45±0.14）g/L	↓降低：Apo-A_1下降，冠心病危险性高。见于 Apo-A_1 缺乏症、家族性低α脂蛋白血症等
载体蛋白 B（Apo-B）	男性：（1.01±0.21）g/L 女性：（1.07±0.23）g/L	↑升高：高 Apo-B 脂蛋白血症，冠心病发生危险性增高
脂蛋白（a）[LP（a）]	0～300mg/L	↑升高：血清 LP（a）浓度主要与遗传有关，LP（a）升高者发生冠心病危险性增加。通常以 300mg/L 为重要分界，高于此水平者患冠心病的危险性明显增高
总称（Apo-A_1/B）比值	1.0～2.0	↓降低：动脉粥样硬化、冠心病、糖尿病、高脂血症、肥胖症等 Apo-A_1/Apo-B 比值减低

6. 心血管危险新指标详解

检查项目	参考值	指标意义
		两个危险因子
同型半胱氨酸（HCY）	5～15μmol/L	↑升高：血液同型半胱氨酸水平越高，患动脉粥样硬化的危险也越大 轻度升高：15～30μmol/L，主要是由于不良的饮食生活习惯、轻度的叶酸和维生素 B_{12} 缺乏、轻度肾功能受损等引起 中度升高：30～100μmol/L，主要由于中重度叶酸、维生素 B_{12} 缺乏及肾功能不全等引起 重度升高：＞100μmol/L，主要由于严重的维生素 B_{12} 缺乏和半胱氨酸尿症等导致

第八编 健康体检常识

续上表

检查项目	参考值	指标意义
血尿酸（UA）	男性：268～488μmol/L 女性：178～387μmol/L	↑升高：高尿酸血症，多数患者无症状。高尿酸血症会诱发痛风、导致血压、血糖升高，代谢紊乱，并引起肾脏和血管的损伤
三个保护因子		
维生素B_6	14.6～72.8nmol/L	↓降低：常见于高同型半胱氨酸血症、慢性酒精中毒、吸收不良综合征、营养不良、糖尿病、尿毒症、妊娠、应用异烟肼及口服避孕药等
维生素B_{12}	100～300μg/ml	↑升高：>300μg/ml，见于急性和慢性粒细胞白血病、淋巴细胞白血病、单核细胞白血病、白细胞增多症、真性红细胞增多症、部分恶性细胞肿瘤和肝脏病变等 ↓降低：<100μg/ml，即可诊断为维生素B_{12}缺乏
血清叶酸	6.8～34.0nmol/L	↓降低：血清叶酸<6.8nmol/L（3ng/ml）为缺乏，可导致巨幼细胞性贫血、胎儿畸形，并增加心血管病发生的危险性

7. 肝功能指标

检查项目	参考值	指标意义
肝细胞损伤指标		
丙氨酸氨基转移酶（ALT）	10～40U/L 连续监测法（37℃）	↑增高：可见于传染性肝炎、重度脂肪肝、胆囊炎和胆管炎、肝硬化、肝癌等，急性胰腺炎、急性心肌梗死、心肌炎、肺梗死等疾病，孕妇、熬夜、过度劳累、剧烈运动等也会增高 根据ALT增高情况判断肝损害程度： （1）轻度损害——超过正常上限3倍以下，最常见的原因是脂肪肝 （2）中度损害——超过正常上限3～10倍，常见于慢性肝炎、肝硬化、酒精和药物性肝损害及肝癌 （3）重度损害——超过正常上限10倍以上，急性黄疸性肝炎

续上表

检查项目	参考值	指标意义
天门冬氨酸氨基转移酶（AST）	10～40U/L 连续监测法（37℃）	↑增高：见于急性重症肝炎、慢性肝炎活动期、酒精性肝病、药物性肝炎 心肌梗死发病后6小时明显升高，48小时达高峰3～5天后恢复正常 肺梗死、休克、骨骼肌疾病、手术后、深层烧伤、胸膜炎、肾炎等也升高
血清总胆汁酸（TBA）	0～10μmol/L（酶法）	↑一次性升高：急性肝炎时患者血清TBA与丙氨酸转氨基酶（ALT）一样，呈显著增高，经积极治疗后随肝功能的恢复逐渐转为正常 ↑持续升高：当转氨酶、胆红素及碱性磷酸酶等其他指标转为正常情况下，血清中TBA水平仍很高，这可能由于肝细胞功能失调，肝实质细胞减少等原因有关
γ—谷氨酰转移酶（γ—GT）	<50U/L	↑增高：常见于胆道阻塞性疾病、毛细胆管炎、酒精性肝炎、肝炎的急性期和慢性肝炎活动期、肝硬化、肝癌，以及胰腺炎、胰腺肿瘤、前列腺肿瘤等。长期或大量的饮酒，也会导致该酶的升高
碱性磷酸酶（ALP）	成人：40～110U/L 儿童：<250U/L	↑轻度升高：常见于阻塞性黄疸、原发性肝癌、继发性肝癌、胆汁淤积性肝炎等 ↑明显升高：见于原发性胆汁肝硬化、药物性肝炎、肝移植排斥或淤胆型病毒性肝炎等肝肿瘤和肝脓肿导致节段的胆管阻塞，血清ALP升高可以是唯一的检验异常
肝纤维化指标		
单胺氧化酶（MAO）	0～3U/L（速率法，37℃）	↑升高：肝硬化时，血清MAO活性常明显增高，阳性率可高达80%以上。各型肝炎急性期患者MAO活性不增高，但暴发性重症肝炎或急性肝炎中有肝坏死时，MAO可升高。MAO升高还可见于甲状腺功能亢进、糖尿病合并脂肪肝、肢端肥大症等疾病

第八编 健康体检常识

续上表

检查项目	参考值	指标意义
腺苷脱氨酶（ADA）	4～22U/L（37℃）	↑升高：急性肝炎时，ADA 仅轻、中度升高；急性肝炎后期，ADA 升高率大于 ALT，其恢复正常时间也较后者为迟，与组织学恢复一致。重症肝炎发生酶胆分离时，尽管 ALT 不高，而 ADA 明显升高 慢性肝炎、肝硬化血清 ADA 活性显著升高，可作为慢性肝病的筛选指标、肝纤维化判断指标 阻塞性黄疸患者血清 ADA 活性及阳性率均明显低于肝细胞性黄疸及肝硬化伴黄疸
肝脏排泄功能指标		
血清总胆红素（STB）	3.4～17.1μmol/L	↑增高：STB 升高，人会出现黄疸，见于急性黄疸型肝炎、急性黄色肝坏死、慢性活动性肝炎、肝硬化等。也可见于血型不合的输血反应和胆石症 隐性黄疸：17.1～34.2μmol/L 轻度黄疸：34.2～171μmol/L 中度黄疸：171～342μmol/L 重度黄疸：>342μmol/L
结合胆红素（CB）	0～36.8μmol/L	↑增高：见于梗阻性黄疸和肝细胞性黄疸
非结合胆红素（UCB）	1.7～10.2μmol/L	↑增高：见于溶血性黄疸
肝脏合成功能指标		
血清总蛋白（TP）	60～380g/L	↑增高：见于高渗性失水、多发性骨髓瘤、某些急慢性感染所致高球蛋白血症等 ↓降低：见于慢性肝病、肝硬化、慢性感染、慢性消耗性疾病、长期腹泻、肾病综合征、营养不良等
血清白蛋白（ALB）	40～355g/L	↑增高：见于脱水所致的血液浓缩 ↓降低：见于肝脏疾病、肾脏疾病和营养不良等
血清球蛋白（GLB）	20～330g/L	↑增高：见于肝硬化、红斑狼疮、风湿及类风湿关节炎、结核、疟疾、血吸虫病、骨髓瘤、淋巴瘤等 ↓降低：皮质醇增多症，长期应用糖皮质类固醇激素
白蛋白与球蛋白比值（A/G）	（1.5～32.5）：1	比值小于 1 者，称 A/G 比例倒置，见于肾病综合征、慢性肝炎及肝硬化等

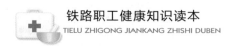

8. 肾功能指标

检查项目	参考值	指标意义
尿液肾损害指标		
24h 尿蛋白测定（MAE）	< 150mg/24h	↑增高：> 150mg/24h，通过定量可将蛋尿分为： 轻度蛋白尿：< 1g/24h 中度蛋白尿：1～3.5g/24h 重度蛋白尿：> 3.5g/24h
快速微量白蛋白/肌酐（μALB/Cr）比值	男性：< 2.5mg/mmol 女性：< 3.5mg/mmol	↑增高： 微量白蛋白尿： 男性 2.5～25mg/mmol 女性 3.5～35mg/mmol 大量白蛋白尿：> 25 mg/mmol
肾小管功能检测		
尿 β_2-微球蛋白	< 0.3 mg/L	↑增高：较灵敏地反映近端肾小管重吸收功能受损
尿 α_1-微球蛋白	< 15 mg/24h，或 < 10mg/g 肌酐	↑增高：肾小管对 α_1 重吸收障碍先于 β_2，因此尿 α_1 比 β_2 更能反映肾小管滤过和重吸收功能受损
视黄醇结合蛋白（RBP）	血清 RBP：45mg/L 尿液 RBP：（0.11±0.07）mg/L	↑增高：可见于早期近端肾小管损伤。血清 RBP 升高见于肾小球滤过功能减退、肾功能衰竭。此外，血清 RBP 可特异地反映机体的营养状态
血尿素氮（BUN）	3.2～7.1mmol/L	↑生理性增高：高蛋白饮食、发热、甲状腺功能亢进及消化道出血均可引起尿素氮的升高 ↑病理性增高： 肾前性：剧烈呕吐、幽门梗阻、大量出血、肠梗阻和长期腹泻等 肾性：急性肾小球肾炎、慢性肾炎、慢性肾盂肾炎、肾病晚期、肾衰竭及中毒性肾炎 肾后性疾病：前列腺肿大、尿路结石、尿道狭窄、膀胱瘤导致的尿路受压等 ↓降低：低蛋白饮食、肝功能受损者尿素氮的水平则较低

第八编 健康体检常识

续上表

检查项目	参考值	指标意义
血清肌酐（Cr）	男性：53～106μmol/L 女性：44～97μmol/L	↑增高：见于急性或慢性肾小球肾炎、肾功能衰退、输尿管阻塞、运动后肌肉强烈损伤、缺水、糖尿病、血压改变等 ↓降低：见于进行性肌肉萎缩，老年人、肌肉消瘦者也可能偏低
血尿酸（UA）	男性：150～416μmol/L 女性：89～357μmol/L	↑增高：见于高尿酸血症和痛风，急慢性肾小球肾炎，慢性白血病、多发性骨髓瘤、真性红细胞增多症或其他恶性肿瘤、紫癜及妊娠等也可导致血尿酸升高。氯仿、四氯化碳及铅中毒等均可使血尿酸增高
血尿素氮/肌酐比值	（12～20）：1	↑增高：见于肾灌注减少（失水、低血容量性休克、充血性心衰等），尿路阻塞性病变、高蛋白餐、分解代谢亢进状态、肾小球病变、应用糖皮质类固醇激素等 ↓降低：见于急性肾小管坏死
内生肌酐清除率（Ccr）	80～120ml/min	主要用于肾小球损害程序的判断和肾功能评估

9. 甲状腺功能指标详解

检查项目	参考值	指标意义
总三碘甲状腺素原氨酸（TT$_3$）	1.6～3.0nmol/L	↑增高：TT$_3$是诊断甲亢最灵敏的指标。见于甲状腺功能亢进、T$_3$型甲状腺功能亢进、甲状腺素治疗过量、甲状腺功能亢进复发以及亚急性甲状腺炎 ↓降低：甲状腺功能减退可减低，但灵敏度较差。肢端肥大症、肝硬化、肾病综合征和使用雌激素也可减低
总四碘甲状腺素原氨酸（TT$_4$）	65～155nmol/L	↑增高：见于甲状腺功能亢进、原发性胆汁性肝硬化、甲状腺激素不敏感综合征、妊娠以及口服避孕药等 ↓降低：见于甲状腺功能减退、缺碘性甲状腺肿、慢性淋巴细胞性甲状腺炎、低甲状腺素结合球蛋白血症等

检查项目	参考值	指标意义
游离三碘甲腺原氨酸（FT_3）	4～10pmol/L	↑增高： FT_3 与 FT_4 同时增高：对甲状腺功能亢进诊断的灵敏性高于 T_3 与 T_4 FT_3 单独升高：临床甲状腺功能亢进、T_3 型甲状腺功能亢进状腺肿、甲状腺瘤等 FT_4 单独增高：T_4 型甲状腺功能亢进，甲状腺激素不敏感综合征，无痛性甲状腺炎；多结节甲状腺肿等
游离甲状腺素（PT_4）	10～30pmol/L	↓降低： FT_3 与 FT_4 同时降低：甲减，FT_3、FT_4 均明显下降，尤以 FT_4 下降更明显。慢性淋巴细胞性甲状腺炎晚期，FT_3、FT_4 均下降，FT_4 下降更明显 FT_3 单独降低：甲减、非甲状腺疾病、药物影响及低 T_3 综合征等 FT_4 单独降低：肾病综合征 FT_4 有下降趋势；亚临床甲减以及 T_4 甲状腺功能亢进治疗过量可导致下降
促甲状腺素（TSH）	2～10mU/L	↑增高：见于原发性甲状腺功能减退，伴有甲状腺功能减退的各种甲状腺炎、地方性和单纯性甲状腺肿、异位 TSH 分泌综合征（异位 TSH 瘤）等 ↓降低：见于甲状腺功能亢进、垂体性甲状腺功能减退、继发性甲减（如下丘脑分泌 TRH 不足）、垂体泌乳素瘤、皮质醇增多症、肢端肥大症等
抗甲状腺过氧化物酶抗体（TPOAb）	<35U/ml	↑增高：作为自身免疫性甲状腺疾病的诊断和监测指标，自身免疫性甲状腺病阳性率可达 60%～90%
抗甲状腺球蛋白抗体（TgAb）	<35%	↑增高：自身免疫性甲状腺炎 >30%，慢性淋巴细胞性甲状腺炎及 Grave 病 60% 可升高，甲状腺癌及亚急性甲状腺炎阳性率为 30% 和 46%
促甲状腺激素受体抗体（TRAb）	<15U/L	↑增高：TRAb 阳性提示存在针对 TSH 受体的自身抗体。TRAb 在对 Graves 病确诊、疗效及预后估计方面均具有重要意义，在 Graves 病复发后可再度增高

10. 骨代谢指标详解

检查项目	参考值	指标意义
甲状旁腺素（PTH）	放射免疫法：氨基端（活性端）230～630ng/L 羧基端（无活性端）430～1 860ng/L 免疫化学荧光法：1～10pmol/L	↑增高：见于维生素 D 缺乏、肾衰竭、吸收不良综合征等 ↓降低：见于维生素 D 中毒、特发性甲状旁腺功能减退症
维生素 D	比色法：65～156pmol/L	↓摄入不足：造成骨质疏松症、骨质软化症等 ↑摄入过量：造成维生素 D 中毒
降钙素（CT）	男性：0～14ng/L 女性：0～28ng/L	↑增高：见于甲状腺髓样癌、肺小细胞癌、乳腺癌、胰腺癌、子宫癌、前列腺癌等引起的异位内分泌综合征 ↓降低：见于甲状腺手术切除、重度甲状腺功能亢进等
骨形成标志物		
血清总碱性磷酸酶（TALP）	40～150U/L （不同年龄及性别者，其血清 ALP 活性差异较大）	↑增高：见于肝胆及骨骼疾病。绝经期后骨碱性磷酸酶增高，但不超过正常值的一倍 ↓降低：见于心脏外科手术后、蛋白质热能营养不良、低镁血症、甲状腺功能减退、恶性贫血等症
骨型碱性磷酸酶（BSAP）	成人仅有一条带（67.8% 为肝型 ALP 带，32.2% 为骨型 ALP 带）	↑增高：甲状腺功能亢进、恶性膏损伤、维生素 D 缺乏症、Paget 病、骨折、肢端肥大症所致骨损伤等，均可引起 ALP 活性升高
骨钙素（BGP）	4.8～10.2μg/L	↑增高：见于骨折、原发性骨质疏松、甲状旁腺功能亢进性骨质疏松症、Paget 病、肾性骨营养不良、甲状腺功能亢进、骨转移癌、低磷血症等 ↓降低：常见于甲状旁腺功能减退、甲状腺功能减退、肝病、孕妇、长期应用肾上腺皮质激素治疗等

11. 免疫功能指标详解

检查项目	参考值	指标意义
T 细胞亚群		
CD_3^+	免疫荧光法：63.1%±10.8% 流式细胞技术：61%～85%	↑增高：见于再生障碍性贫血、恶性胸腔积液、变应性鼻炎等 ↓降低：见于自身免疫性疾病，如系统性红斑狼疮、类风湿关节炎等
CD_3^+/CD_4^+（Th）	免疫荧光法：42.8%±9.5% 流式细胞技术：28%～58%	↑增高：见于超敏反应和自身免疫性疾病等 ↓降低：见于恶性肿瘤、先天性或获得性免疫缺陷症、使用免疫抑制剂、艾滋病等
CD_3^+/CD_8^+（Ts）	免疫荧光法：19.6%±5.9% 流式细胞技术：19%～48%	↑增高：见于系统性红斑狼疮、慢性活动性肝炎、传染性单核细胞增多症、恶性肿瘤及其他病毒感染等 ↓降低：见于自身免疫性疾病或变态反应性疾病
CD_4^+/CD_8^+	免疫荧光法：（2.2±0.7）/1 流式细胞技术：（0.9～2.0）/1	↑增高：见于自身免疫性疾病、病毒性感染、变态反应等 ↓降低：见于艾滋病（常<0.5），恶性肿瘤进行期和复发时
自然杀伤细胞（NK）	13.8%±5.9% （流式细胞术法）	↑增高：见于自身免疫性疾病、器官移植宿主的抗排斥反应增强、类风湿关节炎、糖尿病等 ↓降低：见于血液系统肿瘤、实体瘤、免疫缺陷病、艾滋病及某些病毒感染
体液免疫指标		
免疫球蛋白 IgG	7.6～16.6g/L （RID法）	↑增高：常见于慢性化脓性感染、骨髓炎、亚急性细菌性心内膜炎、慢性活动性肝炎、传染性单核细胞增多症、淋巴瘤、转移性肿瘤以及IgG型多发性骨髓瘤 ↓降低：见于各种先天性和获得性体液免疫缺陷病，如，低丙种球蛋白血症、选择性IgG、IgA缺乏症；应用免疫抑制剂；霍奇金淋巴瘤、淋巴肉瘤、慢性淋巴细胞白血病等

第八编 健康体检常识

续上表

检查项目	参考值	指标意义
免疫球蛋白 IgA	0.7～3.3g/L（RID 法）	↑增高：见于急性传染性肝炎、肝硬化、狼疮样肝炎、系统性红斑狼疮、类风湿关节炎、IgA 骨髓瘤等 ↓降低：见于反复呼吸道感染、无 γ 球蛋白血症、选择性 IgG、IgA 缺乏症、抗 IgA 血症，肾病综合征等
免疫球蛋白 IgE	0.1～0.9mg/L（ELASA 法）	↑增高：过敏性疾病及免疫性疾病。常见于特发性喘息、鼻炎、变应性皮炎、寄生虫感染、IgE 骨髓瘤、慢性淋巴细胞白血病、结节病等 ↓降低：见于丙种球蛋白缺乏症、恶性肿瘤、长期使用免疫抑制剂等
免疫球蛋白 IgD	0.6～2.0mg/L（ELASA 法）	↑增高：见于 IgD 型骨髓瘤、单核细胞白血病、甲状腺炎等 ↓降低：见于无丙种球蛋白血症
免疫球蛋白 IgM	0.5～2.1g/L（RID 法）	↑增高：见于急性感染、亚急性细菌性心内膜炎、传染性单核细胞增多症、急性病毒性肝炎、肝硬化、原发性高血压恶性期、类风湿关节炎、系统性红斑狼疮等 ↓降低：见于肝癌、慢性淋巴细胞白血病、免疫抑制治疗、无丙种球蛋白血症、选择性 IgM、IgA 缺乏症，肾病综合征等
补体系统		
补体 C_3	0.8～1.2g/L（RID 法）	↑增高：见于急性炎症、传染病早期、肿瘤、排斥反应等 ↓降低：见于急性肾小球肾炎、链球菌感染后肾炎、狼疮性肾炎、活动性红斑狼疮、活动性类风湿关节炎等

续上表

检查项目	参考值	指标意义
补体 C_4	0.55±0.11 （RID 法）	↑增高：见于急性风湿热、结节性多动脉炎、皮肌炎、关节炎、组织损伤等 ↓降低：见于自身免疫性肝炎、狼疮性肾炎、红斑狼疮、多发性硬化症、类风湿关节炎等

第八编 健康体检常识

知识链接 常备中成药名录

常备内科中成药名录		
双黄连口服液	银翘解毒片	感冒软胶囊
蜜炼川贝枇杷膏	藿香正气丸	板蓝根颗粒
仁丹	大山楂丸	排石冲剂
速效救心丸	复方丹参片	六味地黄丸
大黄通便冲剂	气滞胃痛冲剂	健胃消食片
穿心莲片	防风通圣丸	

常备外科中成药名录		
如意金黄散	京万红软膏	风油精（外用）
痔疮外洗药	马应龙麝香痔疮膏	跌打活血散
伤湿止痛膏	愈裂贴膏	当归苦参丸

常备儿科中成药名录		
小儿金丹片	保和丸	儿童清肺口服液
小儿热速清口服液	金银花露	小儿消食片

常备妇科中成药名录		
逍遥丸	安坤赞育丸	妇炎净
妇科千金片	妇炎康片	益母草膏

首先，在选购家庭常备中成药前，应当注意药物的生产日期，确保其在保质期内。还应了解一般药物的注意事项，在医师指导下服用。

一、内科常用中成药介绍

1. 双黄连口服液

双黄连口服液具有辛凉解表、清热解毒、利湿退黄等功效。

211

本药适用于发热微恶风寒，无汗或有汗不畅，头痛口渴，咳嗽咽痛，及西医流行性感冒、上呼吸道感染、麻疹、急性扁桃体炎、腮腺炎、乙型脑炎等病的初期阶段。

服用本药时应注意，风寒感冒者不适用。

2. 银翘解毒片

银翘解毒片有辛凉解表，清热解毒的功效。

本药适用于风热感冒，症见发热头痛、咳嗽、口干、咽喉疼痛等。

3. 感冒软胶囊

感冒软胶囊的功能是辛温解表，散寒宣肺，还能疏风止痛，清利头目，止咳祛痰。

本药适用于风寒感冒，以恶寒重、发热轻为特点，主要表现为头痛、身痛、无汗，或伴有咳嗽、流清涕等症。

服本药时注意，方中麻黄有升血压的作用，高血压及心脏病患者慎服。

4. 蜜炼川贝枇杷膏

蜜炼川贝枇杷膏具有清热润肺，止咳平喘，理气化痰的功效。

本药适用于风热型、肺燥型、痰热型咳嗽，其表现主要以痰多，咽喉痛痒，或干咳频频，口干声嘶为主。

另有念慈庵蜜炼川贝枇杷膏。二药比较清热化痰作用相同，本品养阴润肺作用略强。

服本药时注意，风寒咳嗽不可服用。

5. 藿香正气丸

藿香正气丸的功能是解表化湿，理气和中，降逆止呕。

第八编 健康体检常识

本药适用于暑热季节的胃肠型感冒。

服本药时注意,有内热者不可服用。

6. 板蓝根颗粒

板蓝根颗粒的功能是清热解毒,凉血利咽。

本药适用于肺胃热盛所致的咽喉肿痛、口咽干燥;急性扁桃体炎见上述证候者。

服用本药时注意,有风寒者须在医生指导下服用。

7. 仁丹

仁丹的功能是清暑开窍,辟秽排浊。

本药多用于中暑呕吐,烦躁恶心,胸中满闷,头目眩晕,晕车晕船,水土不服。

8. 大山楂丸

大山楂丸的功能是开胃消食。

本药多用于食积内停所致的食欲不振、消化不良、脘腹胀闷。

服用本药时应注意,本药不适用于脾胃虚弱,无积滞而食欲不振者。

9. 排石冲剂

排石冲剂的功能是清热利湿,通淋排石,解毒止痛。

本药多用于石淋、热淋等,见有小便涩痛,排尿中断或短数、灼热刺痛、尿道窘迫疼痛、少腹拘急或腰腹绞痛、尿中带血者。西医诊断为膀胱结石、肾结石、输尿管结石及泌尿系感染见有上述症状者也可服用。

10. 速效救心丸

速效救心丸的功能是行气活血,祛瘀止痛。

本药能增加冠脉血流量，缓解心绞痛，多用于气滞血瘀型冠心病，心绞痛。

11. 复方丹参片

复方丹参片的功能是活血化瘀，理气止痛。

本药多用于气滞血瘀所致的胸痹症见胸闷、心前区刺痛者，及冠心病心绞痛见上述证候者。

12. 六味地黄丸

六味地黄丸的功能是滋阴补肾。

本药用于肾阴亏损，头晕耳鸣，腰膝酸软，骨蒸潮热，盗汗遗精，消渴。

服用本药时应注意，对于正常人群，如果没有明显肾阴虚的症状，不适宜自行服用六味地黄丸。肾阴虚但脾胃功能不好的人不宜服用。还应该注意，明显是阳虚（包括肾阳虚、脾阳虚）的人不宜服用。

13. 大黄通便冲剂

大黄通便冲剂的功能是清热解毒，活血化瘀，通下导滞。

本药适用于燥热便秘。

服用本药应注意，妇女月经期、妊娠期、哺乳期慎用或忌用；气虚、气血两虚及胃寒、胃弱者均忌用。

14. 气滞胃痛冲剂

气滞胃痛冲剂的功能是疏肝理气，和胃止痛。

本药主要用于肝胃不和、气滞不行所致的胸闷、腹胀、腹痛、两胁窜痛、矢气（排气）频频等症，及西医诊断为慢性浅表性胃炎、慢性萎缩性胃炎、反流性胃炎、胃溃疡、十二指肠球部

第八编 健康体检常识

溃疡、胃下垂、胃肠痉挛、慢性肝炎等病症的治疗。

服用本药时应注意,重度胃痛应在医师指导下服药。

15. 健胃消食片

本品为厌食类非处方药药品。

健胃消食片的功能是健胃消食。

本药主要用于脾胃虚弱所致的食积,症见不思饮食、嗳腐酸臭、脘腹胀满,及消化不良见上述证候者。

服用本药应注意:本品为成人治疗脾虚消化不良症用药,对于小儿脾胃虚弱引起的厌食症,可以减量服用,一次2~3片,一日3次,不能吞咽片剂者,可将该药品磨成细颗粒冲服。服用期间,忌食生冷、辛辣食物,厌食症状在一周内未改善,并出现呕吐、腹痛症状者,应及时向医师咨询。

16. 穿心莲片

本品为咽喉病类非处方药。

穿心莲片的功能是清热解毒。

本药多用于咽喉肿痛、口舌生疮等症的治疗。

服用本药时注意,声嘶、咽痛初起,兼见恶寒发热、鼻流清涕等外感风寒者忌用;声哑、咽喉痛同时伴有心悸、胸闷、咳嗽气喘、痰中带血等症者,应及时去医院就诊。

17. 防风通圣丸

防风通圣丸的功能是解表通里,清热解毒。

本药多用于外寒内热,表里俱实,恶寒壮热,头痛咽干,小便短赤,大便秘结,瘰疬初起,风疹湿疮。

服用本药时注意,体弱便溏者慎用本药。

二、外科常用中成药介绍

1. 如意金黄散

如意金黄散的功能是清热解毒，消肿止痛。

本药多用于热毒瘀滞肌肤所致疮疖肿痛，症见肌肤红、肿、热、痛，亦可用于跌打损伤。

使用本药时应注意，疮疖较重或局部变软化脓或已破溃者应去医院就诊。另外，本药不宜长期或大面积使用，用药后局部出现皮疹等过敏表现者应停用。

2. 京万红软膏

京万红软膏的功能是消肿活血，解毒止痛，去腐生肌。

本药多用于轻度水火烫伤，疮疡肿痛，创面溃烂。

使用本药时应注意，烫伤严重者需经医生处理。

3. 风油精（外用）

本药为虫螫类、感冒类非处方药。

功能是清凉，止痛，驱风，止痒。

本药多用于轻度水火烫伤，疮疡肿痛，创面溃烂，鼻塞头痛，晕车晕船，跌打扭伤，肌肉酸痛，蚊虫叮咬。

使用本药时应注意，皮肤有烫伤、挫伤及溃疡者禁用。

4. 痔疮外洗药

痔疮外洗药的功能是祛毒止痒，消肿止痛。

本药多用于痔疮、肛门痛痒。

使用本药时应注意，便血量多者应到医院就诊；过敏体质者须慎用。

5. 马应龙麝香痔疮膏

马应龙麝香痔疮膏的功能是清热燥湿，活血消肿，祛腐生肌。

本药多用于湿热瘀阻所致的痔疮、肛裂,症见大便出血或便时肛门疼痛,有下坠感;亦用于肛周湿疹。

使用本药时应注意,内痔出血过多或原因不明的便血应去医院就诊。另外,对本药过敏者禁用,过敏体质者慎用本药。

6. 跌打活血散

本药为急、慢性软组织扭挫伤类非处方药。

功能是舒筋活血,散瘀止痛。

本药用于跌打损伤,瘀血疼痛,闪腰岔气。

7. 伤湿止痛膏

伤湿止痛膏的功能是祛风湿,活血止痛。

本药多用于风湿性关节炎、肌肉疼痛、关节肿痛。

使用本药时应注意,皮肤破溃或感染处禁用。另外,本药不宜长期或大面积使用。

8. 愈裂贴膏

愈裂贴膏有软化角质层、止痛及促进手足裂口愈合的作用。

本药多用于手、足皲裂。

使用本药时应注意,患处有湿烂渗液及化脓者禁用,对橡胶膏过敏者忌用,有手足癣、脚湿气、湿疹、汗疱疹并伴有手足皲裂者,应于治疗原有疾病的同时在医师指导下使用本药。另外,本药使用一周后症状无改善,或裂隙加宽变深,活动出血者,应去医院就诊;患处皲裂疼痛,在用本药的同时疼痛加剧,流脓渗液,伴发热恶寒、患处附近淋巴结肿痛等表现者,应去医院就诊。

9. 当归苦参丸

当归苦参丸的功能是凉血、祛湿。

本药多用于血燥湿热引起的头面生疮、粉刺疙瘩、湿疹刺痒及酒糟鼻。本药所针对的疾病为慢性过程，短期服用效果不显，一般连续服药至少应在4周以上。

服用本药应在医生的指导下进行，如有多量脓肿、囊肿、脓疱等，应去医院就诊。

三、儿科常用中成药介绍

1. 小儿金丹片

小儿金丹片的功能是发表解肌，退热、安神，抗惊厥，祛痰止咳。

本药多用于感冒风热，痰火内盛，发热头痛，咳嗽气喘，咽喉肿痛，呕吐，高热惊风。

2. 保和丸

保和丸的功能是消食、导滞、和胃。

本药多用于食积停滞，脘腹胀满，嗳腐吞酸，不欲饮食等。

儿童清肺口服液

儿童清肺口服液的功能是清肺降气，化痰止咳，疏散风寒，解表退热。

本药能治疗小儿上呼吸道感染，中医辨证属小儿肺经痰热、外感风寒引起的面赤身热、咳嗽气促、痰多黏稠、咽痛声哑等。

服用本药时应注意，对于末梢血象偏高，或咽部红肿，有脓苔的化脓性扁桃体炎患儿，除用本口服液外，可酌情配合抗菌药物治疗。体弱久嗽并有喘、泻者慎服。

3. 小儿热速清口服液

小儿热速清口服液的功能是清热解毒，泻火利咽，为小儿感

第八编 健康体检常识

冒类非处方药。

本药多用于小儿外感风热所致的感冒,这种感冒的表现多为:发热、头痛、咽喉肿痛、鼻塞流涕、咳嗽、大便干结。

服用本药时应注意:风寒感冒者不可服用本药,体温超过38.5 ℃的患者应去医院就诊。

4. 金银花露

金银花露的功能是清热解毒。

本药多用于小儿痱毒、暑热口渴、疮疖、暑湿等症。

服用本药时应注意,气虚和有疮疡脓溃者忌服。本药尚可用于辅助治疗上呼吸道感染、感冒等,但要在医生指导下服用。

5. 小儿消食片

小儿消食片的功能是消食化滞,健脾和胃,多用于治疗脾胃不和,消化不良之食欲不振、便秘、食滞、疳积等症。

四、妇科常用中成药介绍

1. 逍遥丸

逍遥丸的功能是疏肝健脾,养血调经。

本药多用于肝气不舒之胸胁胀痛、头晕目眩、食欲减退、月经不调等症,还可用于部分西医诊断之慢性肝炎、慢性胃炎、神经官能症、经前期紧张症、更年期综合征等病的治疗。

2. 安坤赞育丸

安坤赞育丸的功能是补气养血,调经止带。

本药多用于气血两亏,肝肾不足之形瘦虚羸,神倦体疲,面黄浮肿,心悸失眠,腰酸腿软,午后低烧,骨蒸潮热,月经不调,崩漏带下,产后虚弱,瘀血腹痛,大便溏泄等症。

3. 妇炎净

妇炎净的功能是清热祛湿，调经止带。

本药多用于湿热蕴结所致的带下病、月经不调、痛经，及慢性盆腔炎、附件炎见上述证候者。

服用本药时应注意，伴有赤带者应去医院就诊。还要注意，经期腹痛喜按、经色淡，或经期腹痛拒按伴畏寒肢凉者，均不宜使用本药。另外，月经过多或腹痛较重，或平素月经正常，突然出现月经过少，或经期错后，或阴道不规则出血者，均应去医院就诊。

4. 妇科千金片

妇科千金片的功能是补血，补气，消炎，祛湿，强腰通络。

本药多用于带下病、湿热下注、气血不足等病证。可治疗急慢性盆腔炎、子宫内膜炎、宫颈炎等病。

5. 妇炎康片

妇炎康片的功能是活血化瘀，软坚散结，清热解毒，消炎止痛。

本药用于治疗慢性附件炎，盆腔炎，阴道炎，膀胱炎，慢性阑尾炎，尿路感染。

服用本药时应注意，月经过多者不宜服用。另外，带下伴血性分泌物，或伴有尿频、尿急、尿痛者，应去医院就诊。

6. 益母草膏

益母草膏的功能是活血调经。

本药多用于治疗血瘀所致的月经不调，症见经水量少、经闭、痛经，及产后瘀血腹痛。

服用本药时应注意，青春期少女及更年期妇女应在医师指导下服用。另外，各种流产后腹痛伴有阴道出血者应去医院就诊。

附录 看表知健康

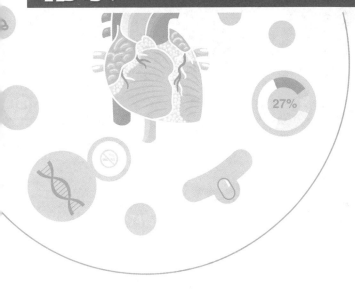

1. 食物成分表

食物成分表（食部100g中的含量）

	食部/%	热能/kcal	蛋白质/g	脂肪/g	碳水化合物/g	钙/mg	铁/mg	锌/mg	硒/μg	维生素A/μg	胡萝卜素/μg	视黄醇当量/μg	维生素E/mg	硫胺素/mg	核黄素/mg	烟酸/mg	抗坏血酸/mg
粳米	100	343	7.7	0.6	76.8	11	1.1	1.45	2.50				1.01	0.16	0.08	1.3	
富强粉	100	350	10.3	1.1	74.6	27	2.7	0.97	6.88				0.73	0.17	0.06	2.0	
玉米面	100	340	8.1	3.3	69.6	22	3.2	1.42	2.49		40	7	3.80	0.26	0.09	2.3	
豆腐	100	81	8.1	3.7	3.8	164	1.9	1.11	2.30				2.71	0.04	0.03	0.2	
奶粉	100	478	20.1	21.2	51.7	676	1.2	3.14	11.80	141		141	0.48	0.11	0.73	0.9	
猪肉（肥瘦）	100	395	13.2	37.0	2.4	6	1.6	2.06	11.97	114		114	0.49	0.22	0.16	3.5	
猪肉（瘦）	100	143	20.3	6.2	1.5	6	3.0	2.99	9.50	44		44	0.34	0.54	0.10	5.3	
鲤鱼	54	109	17.6	4.1	0.5	50	1.0	2.08	15.38	25		25	1.27	0.03	0.09	2.7	
猪腰	93	96	15.4	3.2	1.4	12	6.1	2.56	111.77	41		41	0.34	0.3	1.14	8.0	
鸡蛋	88	156	12.8	11.1	1.3	44	2.3	1.01	14.98	194		194	2.29	0.13	0.32	0.2	
虾皮	100	153	30.7	2.2	2.5	991	6.7	1.93	74.43	19		19	0.92	0.02	0.14	3.1	13

附录 看表知健康

续上表

食部/%	热能/kcal	蛋白质/g	脂肪/g	碳水化合物/g	钙/mg	铁/mg	锌/mg	硒/μg	维生素A/μg	胡萝卜素/μg	视黄醇当量/μg	维生素E/mg	硫胺素/mg	核黄素/mg	烟酸/mg	抗坏血酸/mg
西红柿	97	19	0.9	0.2	3.5	10	0.4	0.13	0.15		550	92	0.57	0.03	0.03	0.6	19
大白菜	92	21	1.7	0.2	3.1	69	0.5	0.21	0.33	250	42	0.92	0.06	0.07	0.8	47
小白菜	81	15	1.5	0.3	1.6	90	1.9	0.51	1.17		1680	280	0.70	0.02	0.09	0.7	28
蘑菇	99	20	2.7	0.1	2.0	6	1.2	0.92	0.55		10	2	0.56	0.08	0.35	4.0	2
苋菜	88	27	2.9	0.4	3.0	294	5.4	0.68	0.51		2590	432	1.01	0.04	0.15	0.6	43
芫荽	81	31	1.8	0.4	5.0	101	2.9	0.45	0.53		1160	193	0.80	0.04	0.14	2.2	48
茄子	93	21	1.1	0.2	3.6	24	0.5	0.23	0.48		50	8	1.13	0.02	0.04	0.6	5
紫菜	100	207	26.7	1.1	22.5	264	54.9	2.47	7.22		1370	228	1.82	0.27	1.02	7.3	2
苹果	76	52	0.2	0.2	12.3	4	0.6	0.19	0.12		20	3	2.12	0.06	0.02	0.2	4
白糖	100	400			99.9	20	0.6	0.06									
菜油	100	899		99.9	0	9	3.7	0.54	2.34				60.89			微	
豆油	100	899		99.9	0	13	2.0	1.09	3.32				93.08		微	微	
麻油	100	898		99.7	0.2	9	2.2	0.17	8.41				68.53			微	

223

2. 食谱营养素含量计算表

	全园全日量 /kg	每人每日量 /g	热能 /kcal	蛋白质 /g	脂肪 /g	碳水化合物 /g	钙 /mg	铁 /mg	锌 /mg	硒 /μg	视黄醇当量 /μg	维生素 E /mg	维生素 B₁ /mg	维生素 B₂ /mg	烟酸 /mg	维生素 C /mg
粳米	15.0	70	240	5.4	0.4	54.0	8	0.8	1.02	1.75		0.71	0.11	0.06	0.9	
富强粉	16.0	75	263	7.7	0.8	56.0	20	2.0	0.73	5.17		0.55	0.13	0.05	1.5	
玉米面	13.0	61	207	4.9	2.0	42.5	13	2.0	0.87	1.52	4	2.32	0.16	0.05	1.4	
豆腐	12.0	56	45	4.5	2.1	2.1	92	1.1	0.62	1.30		1.52	0.02	0.02	0.1	
奶粉	5.5	26	124	5.2	5.5	13.4	176	0.3	0.82	3.07	37	0.12	0.03	0.19	0.2	
猪肉（肥瘦）	4.0	19	74	2.5	7.0	0.5	1	0.3	0.39	2.27	22	0.09	0.04	0.03	0.7	
猪肉（瘦）	4.0	19	27	3.9	1.2	0.3	1	0.6	0.57	1.81	8	0.06	0.10	0.02	1.0	
鲤鱼	10.0	25	27	4.4	1.0	0.1	13	0.3	0.52	3.85	6	0.32	0.01	0.02	0.7	
猪腰	5.0	22	21	3.4	0.7	0.3	3	1.3	0.56	24.59	9	0.07	0.07	0.25	1.8	3
鸡蛋	13.5	56	87	7.2	6.2	0.7	25	1.3	0.56	8.39	109	1.28	0.07	0.18	0.1	
虾皮	0.2	1	2	0.3	0.0	0.0	10	0.1	0.02	0.74	0	0.01	0.00	0.00	0.0	
西红柿	12.0	55	10	0.5	0.1	1.9	6	0.2	0.07	0.08	51	0.31	0.02	0.02	0.3	10
大白菜	6.0	26	5	0.4	0.1	0.8	18	0.1	0.05	0.09	11	0.24	0.02	0.02	0.2	12
小白菜	6.0	23	3	0.3	0.1	0.4	21	0.4	0.12	0.27	64	0.16	0.00	0.02	0.2	6

附录 看表知健康

续上表

	全园全日量/kg	每人每日量/g	热能/kcal	蛋白质/g	脂肪/g	碳水化合物/g	钙/mg	铁/mg	锌/mg	硒/μg	视黄醇当量/μg	维生素E/mg	维生素B₁/mg	维生素B₂/mg	烟酸/mg	维生素C/mg
蘑菇	3.0	14	3	0.4	0.0	0.3	1	0.2	0.13	0.08	0	0.08	0.01	0.05	0.6	0
茅菜	8.0	33	9	1.0	0.1	1.0	97	1.8	0.22	0.17	143	0.33	0.01	0.05	0.2	14
莞荽	2.0	8	2	0.1	0.0	0.4	8	0.2	0.04	0.04	15	0.06	0.00	0.01	0.2	4
茄子	2.0	52	11	0.6	0.1	1.9	12	0.3	0.12	0.25	4	0.59	0.01	0.02	0.3	3
紫菜	0.5	2	4	0.5	0.0	0.5	5	1.1	0.05	0.14	5	0.04	0.01	0.02	0.2	0
苹果	21.0	75	39	0.2	0.2	9.2	3	0.5	0.14	0.09	2	1.59	0.05	0.02	0.2	3
白糖	2.5	12	48			12.0	2	0.1	0.01							
菜油	2.0	9	81		9.0	0.0	1	0.3	0.05	0.21		5.48			0.00	
豆油	0.4	2	18		1.9	0.0	0	0.0	0.02	0.07		1.86		0.00	0.00	
麻油	1.0	5	42		5.0	0.0	0	0.1	0.01	0.42		3.43			0.00	
合计	174.6	746	1 392	53.4	43.5	198.3	536	15.4	7.71	56.37	490	21.22	0.87	1.10	0.8	55
混合评价标准			1 475	49.5			800	10	10	34.9	609	5.5	0.86	0.86	8.6	42
占评价标准的百分比			94.4	107.9			67.0	154.0	77.1	161.5	80.5	385.8	101.2	127.9	125.6	131.0

225

3. 常见食物中的胆固醇含量

食物	胆固醇	食物	胆固醇	食物	胆固醇
猪肉（瘦）	81	牛乳（鲜）	15	胖头鱼	112
猪肉（肥）	109	牛乳（酸）	15	罗非鱼	78
猪脑	2571	奶酪（干酪）	11	黄鳝	126
猪舌	158	全脂牛乳粉	110	鲫鱼	130
猪心	151	脱脂牛乳粉	28	鲫鱼子	460
猪肝	288	鸡	106	墨鱼	226
猪肺	290	鸡肝	356	对虾	193
猪肾	354	鸡胗	174	基围虾	181
猪肚	165	填鸭	96	虾子	896
猪大肠	137	普通鸭	94	蟹（河蟹）	267
猪肉松	111	鸡蛋	585	蟹（海蟹）	125
蒜肠	51	鸡蛋黄	1510	蟹子	985
火腿肠	57	松花蛋	595	海参（干）	62
腊肠	88	鹌鹑蛋	515	海蜇皮	8
牛肉（瘦）	58	凤尾鱼（罐头）	330	猪油（炼）	93
牛肉（肥）	133	大黄鱼	86	牛油（炼）	135
牛脑	2 447	带鱼	76	黄油	296
牛舌	92	鲳鱼（平鱼）	77	奶油	209
羊肉（瘦）	60	青鱼	108	冰淇淋	51
羊肉（肥）	148	草鱼	86		
兔肉	59	鲤鱼	84		

注：单位：毫克/100克。摘自中国疾病预防控制中心营养与食品安全所编著《中国食物成分表2002》。

4. 每日饮食各种营养素供给量

	年龄	体重	身高	热量	蛋白质		脂溶性维生素	
						维生素A	维生素D	维生素E
	岁	千克	厘米	卡	毫克	国际单位（IU）		
婴儿	0.0～0.5	6	60	kg×117	kg×2.2	600	400	4
	0.5～1.0	9	71	kg×108	kg×2.0	600	400	5
儿童	1～3	13	86	1 300	23	1 000	400	7
	4～6	20	110	1 800	30	2 500	400	9
	7～10	30	135	2 400	36	2 500	400	10
成人（男）	11～14	44	158	2 800	44	2 700		12
	15～18	61	172	3 000	54	2 700	400	15
	19～22	67	172	3 000	54	2 700	400	15
	23～50	70	172	2 700	56	2 700	400	15
	51+	70	172	2 400	56	2 700		15
成人（女）怀孕期哺乳期	11～14	44	155	2 400	44	2 400	400	12
	15～18	54	162	2 100	48	2 400	400	12
	19～22	58	162	2 100	46	2 400	400	12
	23～50	58	162	2 000	46	2 400		12
	51+	58	162	1 800	46	2 400		12
				+300	+30	3 300	400	15
				+500	+20	4 000	400	15

续上表

年龄		水溶性维生素					矿物质				
		维生素C	叶酸	烟酸	核黄素	维生素B$_1$	维生素B$_{12}$	钙	磷	碘	铁	锌
		毫克	微克	毫克				毫克		微克	毫克	
婴儿	0.0～0.5	35	50	5	0.4	0.3	0.3	360	240	35	10	3
	0.5～1.0	35	50	8	0.3	0.5	0.3	40	400	45	15	5
儿童	1～3	40	100	9	0.8	0.7	1.0	800	800	60	15	10
	4～6	40	200	12	1.1	0.9	1.5	800	800	80	10	10
	7～10	40	300	16	1.2	1.2	2.0	800	800	110	10	10
成人（男）	11～14	45	400	18	1.5	1.4	3.0	1 200	1 200	130	18	15
	15～18	45	400	20	1.8	1.5	3.0	1 200	1 200	150	18	15
	19～22	45	400	20	1.8	1.5	3.0	800	800	140	10	15
	23～50	45	400	18	1.5	1.4	3.0	800	800	130	10	15
	51+	45	400	16	1.5	1.2	3.0	800	800	110	10	15
成人（女）怀孕期哺乳期		45	400	16	1.3	1.2	3.0	1 200	1 200	115	18	15
	11～14	45	400	14	1.4	1.1	3.0	1 200	1 200	115	18	15
	15～18	45	400	14	1.4	1.1	3.0	800	800	100	18	15
	19～22	45	400	13	1.2	1.0	3.0	800	800	100	15	15
	23～50	45	400	12	1.1	+1.0	3.0	800	800	80	10	15
	51+	80	400	+2	+0.3	+0.3	3.0	1 200	1 200	175	18+	20
		100	400	+4	+0.5	+0.3	4.0	1 200	1 200	200	18	25

5. 城市居民一日食物摄入推荐量

食物种类	女性（按1 800千卡计算）	男性（按2 200千卡计算）
谷类	250	350
蔬菜	300	400
水果	200	300
畜禽肉类	50	75
水产品	50	50
蛋类	25	50
乳类	300	300
豆类	40	40
油脂类	25	25

注：单位：克。1千卡=4.184千焦。

附录 看表知健康

6. 主要维生素的功能和食物来源

名称	功能作用	缺乏症状	过量危害与毒性	食物来源
维生素A	帮助骨骼、牙齿发育，保护视力、皮肤，增强人体抵抗和免疫力，防癌、抗癌	夜盲症，对感染的抵抗能力下降，皮肤干燥等	引起维生素A过多症，胡萝卜素血症	动物肝脏、蛋类、乳制品、胡萝卜、南瓜、香蕉、橘子和绿叶类蔬菜等
维生素B_1	构成辅酶，参与糖类代谢，护心，维护能量代谢，提高运动能力，预防过度疲劳，维持神经系统，增强食欲	烦躁不安、易怒、脚气病，多发性神经炎、神经功能障碍	超出推荐量100倍时，会出现头痛、抽搐、衰弱、麻痹、心律失常、过敏等症	葵花子、花生、大豆、猪肉、鸡肝、谷物类
维生素B_2	维护体内物质代谢正常进行，有助于肌肉发育，保护视力、皮肤及口舌	眼睛充血、异物感，眼角糜烂、口腔、咽喉、口唇溃烂，疲劳、倦怠感，脂溢性皮炎	膳食中不易大量摄取	奶类及其制品、动物肝肾、蛋黄、鳝鱼、胡萝卜、酿造酵母、香菇、紫菜、茄子、鱼、芹菜、橙子
维生素B_3（烟酸）	使人乐观、治疗精神病，促进神经、消化系统功能，构成辅酶，参与蛋白质、糖类、脂肪代谢，防治心血管疾病	糙皮病、腹泻、食欲不振、急躁、记忆力减退、失眠等	大量摄入（如每日0.2～3克），可致血管扩张、皮肤红肿、瘙痒、肝损伤、血糖升高、胃溃疡	动物内脏、酵母、蛋黄、豆类及其制品
维生素B_6	维持脑部正常功能，维持血液中镁、胆固醇的正常值，防治贫血、蛀牙、肾结石	单纯的维生素B_6缺乏症在人类极少见	长期过量服用可致严重的周围神经炎，出现神经感觉异常，步态不稳，手足麻木	肉类、谷类、蔬菜和坚果
维生素B_{12}（叶酸）	有造血功能，防治脂肪肝，维持胃肠道、神经系统、骨骼的正常功能	恶性贫血、神经管闭锁不全等	食物中的叶酸无毒，药物中的叶酸成分易造成血管扩张、胃肠疾病、肝炎、视觉模糊	猪、牛、羊肉、鱼、禽、贝壳类、蛋类

229

续上表

名称	功能作用	缺乏症状	过量危害与毒性	食物来源
维生素C	维持新陈代谢，增强免疫力和抵抗力，防过敏，防癌，解毒，助齿、骨骼发育，治疗贫血，愈合伤口，保护视力，养颜美容	坏血病、皮肤生疮、倦怠感	腹泻，不孕不育。孕妇过食会影响胎儿发育。小儿多食易患骨骼疾病	柠檬、橘子、苹果、酸枣、草莓、辣椒、土豆、菠菜
维生素D	促进人体对钙、磷的吸收利用，助骨骼、牙齿发育，松弛神经、缓解疼痛，帮助维生素A吸收，防治骨质疏松症、结膜炎	佝偻病、成人的骨软化症、老年人的骨质疏松	维生素D补充剂或强化维生素D奶制品，过食易致中毒	鱼肝油、鸡蛋、人造黄油、牛奶、金枪鱼
维生素E	延缓衰老，防动脉硬化，防心血管疾病，提高抵抗力，防癌，促进新陈代谢，增强耐力，缓解疼痛，提高肝脏解毒功能	人类较少发生维生素E缺乏症	毒性较维生素C、维生素D小，小儿大量摄入可造成坏死性小肠结肠炎	谷物胚胎、植物油、绿叶
维生素K	促进血液凝固，止血，增加骨密度	血液不凝固，骨骼变脆	天然维生素K无毒，药用维生素K易引起婴儿溶血性贫血	菠菜等黄绿色蔬菜和水果，植物油
泛酸	辅助糖、蛋白质及脂肪的代谢	疲劳，心率加快	尚不明确	动物肝脏、鱼、牛奶、糙米、胚芽精
生物素	促进氨基酸及脂肪的代谢	脂溢性皮炎、湿疹、疲劳	尚不明确	动物肝脏、坚果、酵母

7. 中国居民膳食能量需要量

人群	能量 /（kcal/d）					
	身体活动水平（轻）		身体活动水平（中）		身体活动水平（重）	
	男	女	男	女	男	女
0 岁	—	—	90kcal/（kg·d）	90kcal/（kg·d）	—	—
0.5 岁	—	—	80kcal/（kg·d）	80kcal/（kg·d）	—	—
1 岁	—	—	900	800	—	—
2 岁	—	—	1 100	1 000	—	—
3 岁	—	—	1 250	1 200	—	—
4 岁	—	—	1 300	1 250	—	—
5 岁	—	—	1 400	1 300	—	—
6 岁	1 400	1 250	1 600	1 450	1 800	1 650
7 岁	1 500	1 350	1 700	1 550	1 900	1 750
8 岁	1 650	1 450	1 850	1 700	2 100	1 900
9 岁	1 750	1 550	2 000	1 800	2 250	2 000
10 岁	1 800	1 650	2 050	1 900	2 300	2 150
11 岁	2 050	1 800	2 350	2 050	2 600	2 300
14 岁	2 500	2 000	2 850	2 300	3 200	2 550
18 岁	2 250	1 800	2 600	2 100	3 000	2 400
50 岁	2 100	1 750	2 450	2 050	2 800	2 350
65 岁	2 050	1 700	2 350	1 950	—	—
80 岁	1 900	1500	2 200	1 750	—	—
孕妇（早）	—	+0	—	+0	—	+0
孕妇（中）	—	+300	—	+300	—	+300
孕妇（晚）	—	+450	—	+450	—	+450
乳母	—	+500	—	+500	—	+500

未制定参考值者用"—"表示

"+"表示在同龄人群参考值基础上额外增加量

来源：中国营养学会《中国居民膳食营养素参考摄入量（2013 版）》

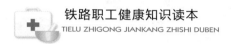

8. 八大危险食物黑名单

危险食物	制作过程	对人体的危害
红心鸡蛋	现在市场上出售的具有神奇功能的红心鸡蛋,非但没有普通鸡蛋营养价值高,而且还会对人体造成严重危害,因为这类鸡蛋是鸡吃"加丽素红"产下的	红心鸡蛋中的"加丽素红"超过标准含量,轻则危害胃、肠道,引起胃炎、胃溃疡;重则引起严重贫血、白血病、骨髓病变
用"毛发水"勾对的毒酱油	"毛发水"是以毛发为原料,经盐酸水解,提取胱氨酸后的残留废液,其中含有砷、铅等有害物质,在配对酱油时加入这种酱色,即可制作成酱油	酱油中含有可致人惊厥,甚至可诱发癫痫症的4-甲基咪唑
用石蜡做凝固剂的火锅底料	只有牛油多,火锅底料才会凝固得好。而起凝固作用的食品蜡要比食品包装石蜡贵很多,厂家为了节省成本,在里面加入低廉的化工原料凝固剂制成的食品包装石蜡	这类火锅底料具有很强的致癌作用,长期食用可使机体发生癌变
用违禁"工业盐"腌制的泡菜	很多不法商家为了节省成本,会使用含有大量亚硝酸钠、碳酸钠等工业盐来腌制泡菜,由于工业盐中含有铅、砷等有害物质,使用工业盐腌制就相当于把大量有害物质加了进去	工业盐中的亚硝酸钠是强致癌物,经常食用这类泡菜后果严重
肥厚、叶宽、个长、色深的毒韭菜	现在市场上出现有不少肥厚、叶宽、个长、色深的韭菜,这类韭菜看上去很漂亮,实际上却是用"3911"灌根(使药液渗透到韭菜根部的漫灌方式)而成的,"3911"的化学名为"甲拌磷乳油",属明令禁止用在蔬菜上的剧毒农药	"3911"属高毒农药,其残留可导致食用者头痛、头晕、无力、恶心、多汗、呕吐、腹泻,重症可出现呼吸困难、昏迷、血液胆碱酯酶活性下降
掺"吊白块"的粉丝	有些粉丝生产商在生产过程中,加入了有致癌成分的"吊白块"。"吊白块"其实是化工原料"甲醛次硫酸氢钠",一般不法分子将其作为食品的漂白剂使用	食用含有"吊白块"成分的食品,不仅对人体肝、肾脏等有严重损害,而且一次性食用剂量达10克的,会有生命危险
陈年毒大米翻新做成的米粉	将陈化米磨成粉,加入吊白块,这样做出来的米粉又白又好看	陈化米主要含有一些致癌的黄曲霉毒素,吊白块也是一种致癌物质,两样加到一块,如果人长期食用就会大大增加患癌症的概率
氨水粉丝	氨水不仅价格便宜,而且具有很好的漂白效果,使制作出来的粉丝晶莹剔透,很有卖相	人体摄入含有残留氨的食品后,将转化成亚硝酸盐等致癌物,不仅伤害呼吸、消化系统黏膜,还会破坏人体的中枢系统

9. 不能吃的隔夜食物

不能吃的隔夜食物	不能吃的理由
隔夜的开水	现煮的开水亚硝酸盐和氯化物等有害物的含量最低，最适合人们饮用，而隔夜的开水亚硝酸盐和氯化物的含量就会比较高，亚硝酸盐在人体内可形成致癌的亚硝胺，因此隔夜的开水不能喝
隔夜茶	时间过久，维生素大多已丧失，且茶汤中的蛋白质、糖类等会成为细菌繁殖的养料，所以隔夜茶不能喝
隔夜的绿叶蔬菜	绿叶蔬菜中含有不同量的硝酸盐，烹饪过度或放的时间过长，不仅蔬菜会发黄、变味，硝酸盐还会被还原成亚硝酸盐，有致癌作用
隔夜的凉拌菜	凉拌菜由于加工的时候就受到了较多污染，即使冷藏，隔夜后也很有可能已经变质，应现做现吃
隔夜的海鲜品	鱼和海鲜隔夜后易产生蛋白质降解物，会损伤我们的肝、肾功能，所以海鲜品不能隔夜食用
隔夜的家庭卤味食品	这类食物长时间放置容易变质和滋生细菌，因此不宜隔夜食用，尤其是散装卤味一定要在当天吃完
银耳汤	它虽然是一种高级营养补品，但一过夜，营养成分就会减少并产生有害成分。银耳都含有较多的硝酸盐类，经煮熟后如放的时间比较久，硝酸盐会还原成亚硝酸盐，所以隔夜的银耳不能吃
未熟透的隔夜鸡蛋	鸡蛋如果没有完全熟透，未熟的蛋黄隔夜之后容易滋生细菌，因此会损害我们的健康

10. 常见运动项目价值表

价值\项目	部位				能力					
	身体	腰背	腰腹	下肢	灵敏性	爆发力	持久性	柔韧性	平衡性	协调性
徒手体操	中	中	中	中	中	中	中	大	大	大
器械体操	大	大	大	中	大	大	小	大	大	大
长跑	中	中	中	大	小	小	大	小	小	小
快速跑	中	中	中	大	大	大	中	中	中	中
跳跃	中	大	中	大	中	大	小	大	中	中
投掷	大	大	中	中	中	大	小	中	中	中
举重	大	大	大	中	小	大	小	中	中	小
武术	大	大	大	大	中	中	中	大	大	大
网球	大	中	中	大	大	中	中	小	中	中
排球	中	中	小	大	大	大	中	小	中	中
乒乓球	中	中	中	中	大	中	中	小	中	中
羽毛球	中	中	中	大	中	中	大	中	中	中
篮球	小	小	中	大	大	大	大	小	中	中
手球	大	中	中	大	大	大	大	小	大	大
足球	小	小	中	大	大	大	大	中	大	大
棒垒球	中	中	中	中	中	中	中	中	中	中
高尔夫球	大	小	中	中	小	小	中	小	小	小
登山	小	中	中	大	中	小	大	小	中	小
徒步旅行	小	中	中	大	中	小	大	小	小	小
散步	小	小	小	中	小	小	中	小	中	小
太极拳	中	小	小	中	中	小	中	中	中	大

附录 看表知健康

11. 日常运动、生活热量消耗量表

名称	热量	名称	热量	名称	热量	名称	热量
休息		洗脸刷牙	4.5	乒乓球	14.2	跳舞	13.0
睡眠	2.7	吃饭	5.0	单杠	16.6	慢跑	15.7
午睡	3.2	上下楼梯	18.6	双杠	18.2	工作学习	
坐着休息	3.6	站立洗衣	8.9	跳绳	14.1	自习	3.5
站着休息	4.0	扫地	11.4	跳高	22.2	听课	3.4
坐着说话	4.6	拖地	11.7	排球	13.7	写字	4.7
站着说话	5.0	擦窗户	8.3	篮球	19.0	看书	3.6
下棋、玩扑克	4.2	整理家务	8.9	健身操	12.3	整理书信	7.5
看电视	3.4	散步	6.2	剧烈跑步	23.6	开会	4.3
日常活动		走路	11.3	自行车	12.6		
穿、脱衣	7.0	文体活动		桌球	7.4		
整理床	8.9	广播体操	11.6	唱歌	9.3		

注：单位：千焦/分

12. 父母与子女血型关系

父母血型	子女可能血型	子女不可能血型
A、A	A、O	B、AB
A、O	A、O	B、AB
A、B	A、B、AB、O	—
A、AB	A、B、AB	O
B、B	B、O	A、AB
B、AB	A、B、AB	O
AB、O	A、B	AB、O
AB、AB	A、B、AB	O
O、O	O	A、B、AB
B、O	B、O	A、AB

13. 血压危险分层量化评估表

血压(毫米汞柱) 其他危险因素	正常血压 SBP120～129 DBP80～84	正常高值 SBP130～139 DBP85～89	1级高血压 SBP140～159 DBP90～99	2级高血压 SBP160～179 DBP100～109	3级高血压 SBP≥180 DBP≥110
无其他危险因素	平均危险	平均危险	低危	中危	高危
1～2个心脑血管病危险因素	低危	低危	中危	中危	高危
≥3个危险因素或重要脏器损害或糖尿病	中危	高危	高危	高危	高危
并存临床疾病（并发症）	高危	高危	高危	高危	高危

注：SBP代表收缩压（高压）；DBP代表舒张压（低压）。

14. 判别肥胖的主要方法

判别肥胖的方法	判别肥胖的标准	优　　点
身高标准体重法 身高标准体重（千克）=身高（厘米）-105	实际体重与身高标准体重相比≥10%为超重；超过20%～29%为轻度肥胖；超过30%～49%为中度肥胖；≥50%为重度肥胖	简单 实用
体重指数法 体重指数（BMI）=体重（千克）/身高（米）^{2}	中国成人正常的体重指数在18.5～23.9；24.0～27.9为超重；≥28为肥胖	考虑了身高和体重两个因素，且不受性别影响，所以被普遍采用
腰围	按中国人平均身高，男性大于85厘米（二尺六），女性大于80厘米（二尺四）为腹型肥胖	能直接反映内脏脂肪的堆积水平，而内脏脂肪的堆积水平与糖耐量受损呈高度相关性；中国人肥胖一般以腹型肥胖为主

附录 看表知健康

15. 饮酒程度自测表

	每月摄入酒精量	38度酒每天摄入量	46度酒每天摄入量	56度酒每天摄入量
不饮	—	—	—	—
偶饮	<250克	<半两	<1/3两	<1/4两
轻度饮酒	250～500克	半两～1两	1/3～2/3两	1/4～1/2两
中度饮酒	500～1 500克	1～3两	2/3～2两	1/2～1.5两
重度饮酒	>1 500克	>3两	>2两	>1.5两

16. 烟瘾程度自测表

得分 状态	3	2	1	0
1.你早上醒来多久才会吸第一口烟	5分钟内	6～30分钟	31～60分钟	>60分钟
2.你是否感到在不准吸烟的地方克制吸烟是非常困难的			是	否
3.你最不愿意放弃何时吸烟			早上 第一口	其他 所有时间
4.你每天吸多少支烟	≥31支	21～30支	11～20支	≤10支
5.你是否早上起来的1小时内所吸的烟比其他时间更多			是	否
6.当你生病不能起床时,是否会吸烟			是	否

按总分判断烟瘾程度:

0～2分为极轻;

3～4分为较轻;

5分为普通;

6～7分为较重;

≥8分为极重;

烟瘾程度评分≥5分者,就应采用"尼古丁替代疗法"(尼古丁口香糖或贴片);烟瘾程度评分≥8分者,不采用"尼古丁替代疗法"几乎很难戒烟。

17. 糖尿病肾病分期及其饮食调理

糖尿病肾病分期及其饮食调理

糖尿病肾病分期	症状	饮食原则	可选用食物	忌用食物
第一、二期	不易察觉很难诊断	不作特殊的饮食处理	同糖尿病初发期	
第三期	微量蛋白尿	糖类供能占总能量的50%；蛋白质为每日0.8~1.0克/千克体重,约占总能量的20%以下；脂肪补足其余的能力	可用鸡蛋、牛奶、瘦肉、鱼等优质蛋白；脂肪以植物油为主,如菜油、玉米油、花生油、芝麻油、橄榄油	避免食用动物内脏、蛋黄等
第四期	大量蛋白尿,往往伴有水肿和高血压	糖类、脂肪供应同第三期；蛋白质为每日0.8克/千克体重	特别选择优质蛋白质的食物,如鱼类、蛋清、牛奶	有高血压和水肿者要限制钠盐为每日2~3克,尿量每日小于500毫升时,要严格控制钠盐,并限制水分摄入（每日摄入量要小于等于1000毫升）
第五期	终末肾病期,血尿素氮、肌酐增高	饮食要清淡易消化。一星期可连续6天低蛋白饮食每日0.6~0.7克/千克体重,第7天自由饮食以减少氮质潴留,又可避免低蛋白血症	应该用蛋类、血、面筋、藕粉、凉粉、凉皮、粉皮、菱角等含钾低的食物；注意补充含铁物质、维生素C和维生素B的食物	必须限盐限水,如有高血钾则不能食用动物内脏、肉类、鸡、鱼、花生、豆类、蘑菇等含钾高的食物